스탠퍼드 교수가 가르쳐 주는

숙면의 모든 것

숙면의 모든 것

2020년 3월 18일 초판 1쇄 발행
2024년 6월 5일 초판 6쇄 발행

지 은 이 | 니시노 세이지
옮 긴 이 | 김정환
펴 낸 이 | 김관영
책임편집 | 유형일
마케팅지원 | 배진경, 임혜솔, 송지유, 장민정

펴 낸 곳 | (주)로크미디어
출판등록 | 2003년 3월 24일
주   소 | 서울시 마포구 마포대로 45 일진빌딩 6층
전   화 | 02-3273-5135 FAX | 02-3273-5134
편집문의 | 02-6356-5188

홈페이지 | http://www.rokmedia.com
이 메 일 | rokmedia@empas.com

책값은 표지 뒷면에 있습니다.
ISBN 979-11-354-5977-1 (03510)

브론스테인(Bronstein)은 로크미디어의 과학, 건강 도서 브랜드입니다.
잘못 만들어진 책은 구입하신 서점에서 교환해 드립니다.

스탠퍼드 교수가 가르쳐 주는

숙면의 모든 것

니시노 세이지 지음 • 김정환 옮김

BRONSTEIN

니시노 세이지 西野 精治

스탠퍼드 대학 의학부 정신과 교수이자 동대학 수면생체리듬(SCN)연구소 소장이다. 1955년 일본 오사카에서 태어났으며 오사카 의과대학 대학원 재학 중 스탠퍼드 대학 의학부 정신과 수면연구소로 유학을 떠났다. 이후 지금까지 수면의 질을 높이기 위해 수십 년간 연구를 계속하고 있다. 특히 갑자기 수면 상태에 빠지는 기면증의 원인을 밝히는 데 최선을 다하고 있다.

1999년에 개의 유전적 기면증의 원인이 된 유전자를 발견하고 이듬해에는 연구소의 핵심 연구자로서 기면증의 주요 메커니즘을 밝혀냈다. 2005년에 SCN연구소 소장으로 취임해 수면과 각성이 이루어지는 메커니즘을 분자·유전자에서부터 개체 수준에 이르기까지 폭넓게 연구하고 있다. 수면에 관한 수수께끼를 풀어 사회에 환원하겠다는 마음으로 운동선수들에게 각광받는 침구 제조업체 '에어위브'의 연구와 개발에도 참여했다. 2016년 4월에는 사단법인 '양질의 수면연구기구'의 대표이사로 취임했다. 2019년에는 자신이 대표로 있는 주식 회사 브레인 슬리프를 설립했다. "최고의 수면으로 최고로 행복한 인생을"이란 슬로건을 내세워, 더 좋은 수면으로 자국민의 건강 수명을 연장하고 더 풍요로운 사회를 만드는 것을 목표로 하고 있다.

니시노 세이지 교수의 전작이자 베스트셀러 《스탠퍼드식 최고의 수면법》는 지난 31년 동안 스탠퍼드 대학에서 연구한 수면에 관한 내용을 담았다. 피로한 시대를 사는 사람들에게 필요한 수면에 관한 솔루션을 담고 있으며 왜 수면이 필요한 것인지, 어떻게 수면을 취해야 하는지 알려주는 책이다.

이번 신간 《숙면의 모든 것》은 전작에서 설명이 미흡했던 부분을 보충했으며 모든 사람들이 자신의 상황과 맥락에 맞는 수면 상식과 숙면하는 습관을 가지길 바라는 마음에서 썼다. 다양한 상황에서 올바른 수면 습관을 들이는 방법을 익혀 '최고의 수면으로 최고로 행복한 인생을' 보낼 수 있기를 바란다.

김정환

건국대학교 토목공학과를 졸업하고 일본외국어전문학교 일한통번역과를 수료했다. 21세기가 시작되던 해에 우연히 서점에서 발견한 책 한 권에 흥미를 느끼고 번역 세계에 발을 들였다. 현재 번역 에이전시 엔터스코리아에서 출판기획자 및 일본어 전문 번역가로 활동하고 있다. 경력이 쌓일수록 번역의 오묘함과 어려움을 느끼면서 더 나은 번역, 자신에게 부끄럽지 않은 번역을 하기 위해 노력 중이다. 공대 출신 번역가로서 논리성을 살리면서도 문과적 감성을 접목하는 것이 목표다. 야구를 좋아해 한때 iMBC스포츠(imbcsports.com)에서 일본 야구 칼럼을 연재하기도 했다.

이전에 낸 《스탠퍼드식 최고의 수면법》(조해선 옮김, 북라이프)에 대한 반응은 상상을 뛰어넘을 만큼 폭발적이었다. 일본의 텔레비전, 잡지, 신문, 인터넷 등 다양한 미디어의 취재를 받았고, 일반인을 대상으로 강연회와 세미나 등을 하게 되었다. 보통 때 나는 캘리포니아에 있는 스탠퍼드 대학 연구실(수면생체리듬연구소)에서 연구만 하며 보내는데, 독자의 반응을 직접 들을 기회를 얻은 것은 무엇보다 큰 수확이었다.

이전 책에서 언급한 '수면 부채(Sleep debt)'에 대해 스탠퍼드 대학에서 유학했던 이치카와 마모루(市川衛)가 관심을 가지면서 NHK에서 〈수면 부채는 위험하다〉라는 방송이 제작되었고, 이는 '수면 부채'가 화제가 되는 데 큰 역할을 했다. 2017년에는 '수면 부채'가 유행어 대상 Top10에 오를 정도였는데, 이와 같은 일본 사회의 반응에 누구보다 놀라고 당혹스러워한 사람은 다름 아닌 나 자신이었다. '수면 부채'라는 단어는 스탠퍼드 대학 수면생체리듬연구소의 초대 소장인 윌리엄 C. 디멘트 (William C. Dement) 교수가 제일 먼저 사용한 개념으로, 수면 연구에 몸담고 있는 사람에게는 익숙한 개념이다. 또한 얼마 전에는 일본에 있는 외국인을 대상으로 방송하는 CBS 도쿄지국에서 일본의 수면 부채를 취재했다. 그야말로 역수출인 셈이다.

이러한 강연과 취재 등을 통해 많은 사람들과 접할 수 있었는데, 여성과 아동의 수면 문제, 그리고 나이를 먹으면서 발생하는 수면장애에 대해 질문을 많이 받았다. 그래서 이 책에서는 그런 질문에 대답하려 한다. 또한 이전에 담지 못했던 수면장애와 수면제에 관해서도 가능한 한 알기 쉽게 설명했다.

뇌혈관에 지병이 있는 어떤 사람이 이렇게 말했다.

"저는 내일 살아 있기 위해서라도 절대 잠을 줄이지 않습니다. 무슨 일이 있어도 잡니다."

수면 연구자인 내가 이 책의 독자에게 가장 하고 싶은 말이 바로 이런 의식을 가져야 한다는 것이다. 그러나 안타깝게도 이렇게 생각하는 사람은 아주 적을 것이다. 시간은 하루 24시간으로 한정되어 있는데 해야 할 일은 산더미 같으니 잠을 줄일 수밖에 없다는 생각은 어쩔 수 없는지도 모른다.

게다가 일본인은 수면 시간을 줄여가며 힘쓰는 것을 '미덕'으로 여기며, 성과를 올리려면 '자는 시간도 아까워하며' 일이나 공부를 할 필요가 있다는 사고방식이 뿌리 깊다. 실제로 수면 시간에 관한 국제 조사 결과를 보면, 일본인은 어떤 조사에서나 대체로 최하위 아니면 꼴찌에서 두 번째다. 즉, 일본인의 수면 시간은 세계 최저 수준이라는 뜻이다.

매년 후생노동성에서 실시하는 '국민 건강·영양 조사'(2017)에 따르면, 하루 평균 수면 시간이 '6시간 이상 7시간 미만'인 사람의 비율은 남성이 35.0%, 여성이 33.4%였다. '6시간 미만'인 사람은 남성이 36.1%, 여성이 42.1%였으며, '5시간 미만'인 사람도 40대와 50대 남녀 모두 10% 이상, 즉 10명 중 1명은 있다는 결과였다.

또한 일본인의 평균 수면 시간은 매년 줄어들고 있다. 잠을 줄이는 것은 '백해무익'하다는 사실이 과학적으로 입증되었는데도 말이다.

이것은 성인만의 문제가 아니다. 나는 아동의 수면이 걱정스럽다. 일본에서는 밤 10시, 11시에 어린아이를 데리고 걷는 부모를 쉽게 볼 수 있다. 서양에서는 거의 볼 수 없는 광경이다. 어린이는 부모의 생활 패턴에 크게 영향을 받는다. 밤늦게

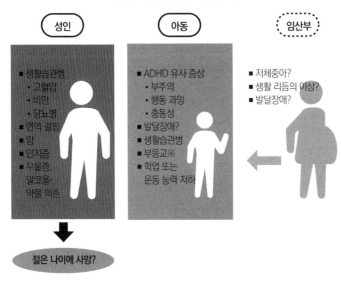

충분한 수면을 취하지 않으면

성인

■ 생활습관병
· 고혈압
· 비만
· 당뇨병
■ 면역 결핍
■ 암
■ 인지증
■ 우울증,
알코올·
약물 의존

젊은 나이에 사망?

아동

■ ADHD 유사 증상
· 부주의
· 행동 과잉
· 충동성
■ 발달장애?
■ 생활습관병
■ 부등교※
■ 학업 또는
운동 능력 저하

임산부

■ 저체중아?
■ 생활 리듬의 이상?
■ 발달장애?

※ 부등교(不登校): 심리적, 정서적, 신체적 혹은 사회적 요인과 배경에 의해 아동 혹은 학생이 등교하지 않거나, 등교하고 싶어도 등교하지 못하는 상황

까지 깨어 있는 것이 당연한 가정에서 자란 아이는 저녁형 생활 습관이 몸에 배고, 늘 잠이 부족해지며, 수면장애가 나타날 가능성도 높아진다. 뇌와 신체가 급속하게 성장하는 시기의 아동의 경우, 수면 부족으로 인한 피해는 성인보다 심각하다.

나는 수면 부족이 아동을 포함하여 일본의 사회문제라고 생각한다. 특히 최근 들어 수면 부족과 아동 발달장애의 상관관

머리말 9

계가 화제가 되고 있다. 아직 인과관계는 명확하지 않지만, 발달장애가 수면장애를 일으키거나 유소년의 수면장애가 발달장애를 일으킬 가능성이 있다는 말이 있다.

또한 불면증이 있는 임산부가 출산한 아기는 저체중이 될 가능성이 높다는 보고도 있다. 아동의 수면장애, 생체리듬 장애의 원인은 태어나기 전, 어머니의 배 속까지 거슬러 올라가는지도 모른다.

애초에 생물은 왜 잠을 자야 할까? 수면은 매우 무방비한 상태다. 그만큼 커다란 위험을 동반하지만, 그렇다고 해서 잠을 안 자는 동물은 없다. 철새 중에는 날면서 자는 종이 있고, 물고기 중에는 헤엄치면서 자는 종이 있을 정도다. 수면이 생명의 존속에 커다란 위험을 동반하는 행위인데도 동물은 '어떻게 하면 잠을 안 잘 수 있는가?' 하는 방향이 아니라, '어떤 상황에서도 잠을 자는' 쪽을 선택하고 진화해왔다.

그런 만큼 수면은 모든 생명현상의 기반인 것이다.

자세한 내용은 본문에서 이야기하겠지만, 수면은 방을 어둡게 하면 뇌가 자연스럽게 반응하는 수동적인 현상이 아니라, 뇌의 자발적인 활동을 통해 일어나는 현상이다. 잘 먹고 운동하는 습관이 몸과 마음의 건강을 만들듯이, 수면하는 습관도 건강 및 풍요로운 인생과 직결된다. 또한 좋아하는 음식이나 잘하는 운동이 사람마다 다르듯이, 수면에도 개인차가 있다. 그래서 이 책에서는 이상적인 한 가지 방법을 강요하지 않고, 각자의 생활에서 자신에게 맞는 습관을 들일 수 있도록 과학적으로 올바르다고 할 수 있는 방법을 최대한 폭넓게 소개하기로 했다. 특히 현대인은 수면에 많은 시간을 들이는 것을 낭비라고 생각하므로, 불확실한 것보다는 올바른 지식이 필요하다.

단순히 잠을 자는 것이 아니라 제대로 된 수면 습관을 들이기를 바라는 마음을 담아서 이 책의 제목을 '숙면하는 습관'(원서명: 熟睡の習慣)이라고 지었다. 이 책이 독자 여러분을 '숙면'하게 하여 더 나은 인생을 사는 데 도움이 된다면 기쁠 것이다.

2장 '수면 부채'를 어떻게 갚을 것인가?

3장 숙면의 열쇠는 '생체 리듬'

4장 업무 시간 중 졸음의 무서운 위험성

5장 여성, 아동, 노인을 위한 수면 상식

6장 숙면할 수 있는 환경을 만드는 방법

7장 수면장애에 관해 알아둘 것

8장 수면제를 현명하게 이용하는 방법

1장
잘못된 수면 상식

'90분 주기'보다 중요한 것

《스탠퍼드식 최고의 수면법》을 낸 뒤로 일반인에게 강연을 할 기회가 많았는데, 어느 날 강연을 마치고 이런 질문을 받았다.

"강연을 듣고 수면의 소중함을 깨달았습니다. 그래서 말씀 해주신 수면법을 실천하려는데, 90분 주기로 개운하게 일어나려면 어떻게 해야 할까요?"

그 강연에서도, 《스탠퍼드식 최고의 수면법》에서도, 나는 "90분의 배수로 자더라도 개운하게 일어나지 못하는 경우는 얼마든지 있다"라고 했다. 그런데도 '수면의 리듬은 90분 주기', '90분의 배수가 꿀잠의 비결'이라고 믿는 사람이 참으로 많다.

정상적인 수면의 경우, 잠이 들면 먼저 비렘수면(뇌와 몸이 휴식하는 수면)에 들어가고 그 후에 렘수면(뇌는 활동하지만 몸은 휴식하는 수면)으로 이행한다. 수면 중에는 기본적으로 비렘수면과 렘수면이 교대로 반복된다(그림 〈1-1〉). 비렘수면에는 4단계가 있으며, 뒤로 갈수록 깊은 수면이 되고, 비교적 길게 비렘수면이 지속된다. 그리고 이윽고 렘수면으로 넘어간다. 비렘수면이 시작될 때부터 렘수면이 끝나기 전까지를 '수면 주기'라고 하

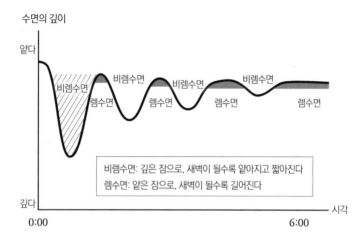

〈그림 1-1〉 수면 주기(Sleep cycle)

수면의 깊이

얕다

비렘수면   비렘수면   비렘수면   비렘수면

렘수면   렘수면   렘수면   렘수면

비렘수면: 깊은 잠으로, 새벽이 될수록 얕아지고 짧아진다
렘수면: 얕은 잠으로, 새벽이 될수록 길어진다

깊다

시각

0:00   6:00

며, 이 주기가 4~5회 반복된 뒤 잠에서 깨어난다.

수면 주기가 약 90분이라는 것은 사실이지만, 그보다 더 중요한 사실은 수면 주기는 개인마다 차이가 굉장히 크다는 것이다. 나는 대체로 90~110분 정도가 아닐까 생각하지만, 연구자에 따라서는 80분 정도라는 사람도 있고, 120분 정도라고 하는 사람도 있다. 개인에 따라 그만큼 차이가 나는 것이다. 예를 들어, 수면 주기가 90분인 사람과 120분인 사람은 30분이나 차이가 나는데, 이것이 2~4회 반복되면 그 차이는 더욱 커진다. 게다가 개인의 수면 주기도 항상 일정하지는 않다. 건강 상태나 피로도 등 컨디션에 따라 변한다. 자기 전에 술을 조금 마셔도 달라진다. 그러므로 잠이 들고 몇 시간 후에 깨어나야 가장 개운한지는 사람마다 다르고 상황에 따라 달라진다.

정상적인 경우, 새벽녘에는 깊은 비렘수면이 줄어들고 렘수면이 늘어나면서 자연스레 깨어날 준비가 된다. 그러나 정상적이고 건강한 수면 주기가 흐트러지면 수면의 질도 나빠지며, 깨어나도 개운하지 않다.

다시 말해, 90분 주기가 아니라 '정상적인 수면 패턴을 어떻게 유지할 것인가?'가 중요하다.

수면 리듬은 사소한 것에도 흐트러진다

〈그림 1-1〉처럼, 책이나 잡지, 인터넷 등에서 보는 '수면 경과도'는 수면 패턴을 파악하는 데 도움이 되도록 알기 쉽게 단순화한 모식도다. 실제 뇌파의 변화는 그런 식으로 명료하게 시각화할 수 없다. 수면 상황을 살펴볼 때는 편의상 30초 단위로 수면 단계를 기록하는데, 뇌파는 30초 사이에도 역동적으로 변화한다.

수면 리듬은 아주 사소한 것에도 흐트러진다. 정상적인 수면의 경우, 갓 잠이 든 입면(入眠) 초기에 비렘수면 3, 4단계와 같은 깊은 수면(이를 '여파 수면', '깊은 수면'이라고 한다)이 나타나고 짧은 렘수면이 이어진다. 그리고 새벽이 가까워지면서 깊은 비렘수면은 사라지고 렘수면이 길어진다.

수면에 전혀 문제가 없는 젊고 건강한 사람은 이런 패턴이 비교적 잘 유지되지만, 불면이나 중도 각성(한밤중에 몇 번씩 눈을 뜨고 잠이 들지 않는 것) 증상이 있는 사람, 혹은 수면무호흡증후군 같은 수면장애가 있는 사람은 패턴이 다르다. 예를 들어, 수면이 충분하지 못한 사람은 새벽에도 깊은 비렘수면이 나타나는 경우가 있다.

나이를 먹으면 잠이 잘 들지 않거나, 잠이 들어도 한밤중에 몇 번씩 잠에서 깨거나(중도 각성), 원하는 시각보다 2시간 정도 일찍 눈을 뜨는(조조 각성) 등 불면 증상을 느끼는 사람이 늘어난다. 혈압이나 혈당치가 높아지는 등 여러 가지 '질환 예비군'의 징조도 나타나기 쉽다. 이런 상태가 되면 정상적인 수면 리듬을 유지하기는 더욱 어려워진다.

그렇다면 몇 살부터 그렇게 될까? 이 또한 개인차가 있어서 몇 살부터라고 정확히 말할 수 없다. 30대인데도 고령자와 같은 수면 패턴을 보이는 사람도 있다. 노화가 원인이라고 해도 애초에 노화 자체가 수많은 요인을 내포하고 있기 때문에 정확히 어떤 요인 때문인지 알기 어렵다.

수면 문제는 내적 요인, 외적 요인, 신체 요인 등 여러 가지 영향을 다면적으로 받는 까닭에 수면을 방해하는 원인의 본질이 무엇인지 규명하는 것은 간단하지 않다. 수면은 그만큼 깨지기 쉽고, 흐트러지기 쉽다. 그리고 아직도 수수께끼로 가득하다.

손쉽게 수면을 관리할 수 있다?

수면 주기나 리듬을 알고 싶다면 의료 기관에서 '수면 폴리그래프 검사'를 받으면 된다. 하룻밤에 걸쳐 뇌파, 안구 운동, 심전도, 근전도, 호흡, 동맥혈의 산소 포화도 같은 생체 활동과 신호를 측정해 수면 주기와 패턴, 깊이 등을 판정한다. 그러나 그날 밤의 수면 상태만 알 수 있기 때문에, 수면 전문의는 평소의 생활을 파악하기 위해 환자에게 '액티그래프(활동량계)'를 착용하게 하거나 수면 일지를 기록하게 한다.

자신의 수면에 대해 알고 싶지만 병원에 갈 만큼 심각한 장애는 아니라면 시판되는 액티그래프를 사용하는 것도 도움이될 것이다. 최근 웨어러블 디바이스(몸에 착용해서 사용하는 단말기)

의 등장과 함께 액티그래프가 급속히 진화했다. 심박수를 계측할 수 있어서 지금까지 판정할 수 없었던 렘수면이나 비렘수면의 깊이 등을 알 수 있게 된 것이다.

미국의 핏빗(Fitbit)이라는 회사는 24시간 장착할 수 있는 손목시계형 액티그래프를 출시했는데, 세련된 디자인 덕분에 대히트를 기록했다. 지금은 수많은 회사에서 패셔너블한 웨어러블 액티그래프를 출시하고 있다. 전문가가 인정할 만큼 정밀하지는 않지만 자신의 활동 상황과 수면의 경향을 파악하는 기준은 될 수 있을 것이다.

덧붙이자면, 스마트워치로도 활동량을 측정할 수 있다. 다만 기능이 많기 때문에 1회 충전으로 사용할 수 있는 시간이 짧아서 충전이 신경 쓰이는 면이 있다. 항시 사용하는 사람은 스마트폰이나 컴퓨터와 동기화해서 데이터를 축적할 수 있다는 이점을 이용하여, 장기간에 걸쳐 어떤 변화가 있는지 파악하기 위해 활용하기도 한다.

최근 들어서는 각종 스마트폰용 앱이 급증하고 있다. 침대 위에 스마트폰을 올려놓고 자면 취침 중에 몸의 움직임을 감지해서 수면 상태를 측정해주는 앱이 많이 등장했다. 개인적으로는 센서 기술이 아직 정밀하지 않은 까닭에 신뢰할 만한 앱은 별로 없는 듯하다. 또한 스마트폰을 머리맡에 놓아두면 메시지 알람

등이 신경 쓰여서 오히려 수면을 방해 받을 수도 있다.

현 시점에서 이런 도구로는 수면 패턴을 정확히 파악할 수 없다. 그러나 앞으로 기대되는 분야이기는 하다. 과거에는 병원에 가야만 혈압을 측정할 수 있었지만, 가정용 혈압계가 등장하면서 혈압 측정이 간편해져 건강관리에 도움이 되고 있듯이 말이다. 스마트폰이나 웨어러블 디바이스를 이용해 수면을 측정하는 기술도 아직 발전하는 단계이지만, 언젠가 정밀도가 더욱 향상되면 스스로 수면을 관리하고 개선하는 데 도움을 줄 가능성이 높다. 이제 수면 관리는 현대인의 건강관리에서 빼놓을 수 없는 요소가 되었으므로 머지않은 미래에 간이 계측 방법이 표준이 될 것이다.

당연한 말이지만, 일상생활에 지장이 생길 만큼 수면장애를 자각하고 있는 사람이나 수면 상황을 진지하게 살펴볼 필요성을 느낄 만큼 증상이 있는 사람은 일본수면학회의 수면의료인증의를 찾아가 수면 폴리그래프 검사를 받는 것이 좋다.

'잠 없는 사람'이 되기 위한 조건

'수면 시간을 단축할 수 있다면 생산성을 높일 수 있을 텐데'

라고 생각하는 사람이 많다. 일본인은 수면 시간을 줄이는 것을 미덕으로 여기는데, 그래서인지 잠 없는 사람을 동경하고 부러워하는 심리가 상당히 강한 듯하다.

잠 없는 것으로 유명한 인물로는 나폴레옹(Napoléon Bonaparte, 1769~1821)과 에디슨(Thomas Edison, 1847~1931)을 들 수 있다. 이들은 3~4시간밖에 자지 않았다고 한다. 또 세계적으로 유명한 정치가와 기업 경영자, 연구자 중에도 잠 없는 사람이 있다. 이런 점에서 '잠 없는 사람=유능한 사람 혹은 성공한 사람'이라는 이미지가 붙었는지도 모른다.

먼저 알아둬야 할 점은, 수면 시간은 유전적인 자질에 기인한다는 것이다. 짧게 자도 아무렇지도 않은 사람의 가족을 보면 부모나 형제자매 중에도 짧은 수면 시간으로 충분한 사람이 많은 경향이 있다. 다만 이것만으로는 유전이라고 단정하기 어려우며, 가족의 생활 습관과 라이프 스타일도 영향을 끼쳤을 수 있다.

특히 흥미로운 것이 쌍둥이 연구인데, 일란성 쌍둥이 중에 한 명이 잠이 없을 경우 성장한 후 다른 환경에서 생활하더라도 다른 한 명 또한 수면 시간이 짧은 경우가 많다. 그러나 어떤 한 가지 유전자에 따른 결과인지, 아니면 복수의 유전자가 조합되어 일어난 결과인지는 가족력에 따라서도 차이가 있다.

예전에 단시간의 수면으로도 건강을 유지하는 부모와 자식의 유전자를 조사해 생체시계 유전자 중 하나에 변이가 일어났음을 발견했다. 그래서 이것과 같은 변이 유전자를 쥐에 이식하여 수면 상태를 조사한 결과, 역시 다른 쥐에 비해 수면 시간이 짧았다.

이러한 결과를 통해 유전적인 요소가 수면 시간에 무시할 수 없는 영향을 끼친다고 생각하게 되었다.

훈련하면 누구나 잠을 짧게 자도 된다고 주장하는 사람도 있지만, 애초에 그런 수면 인자를 보유하고 있지 않은 사람이 수면 시간을 줄이려 하면 수면 부채가 쌓일 뿐이므로, 주의가 필요하다. 나폴레옹이나 에디슨처럼 4시간만 자도 괜찮다는 사람은 사실 1% 미만이다. 그 정도로 드물다는 말이다.

단면하면 단명한다?

여기서 말하는 잠이 없는 사람이란 수면 시간이 짧아도 문제가 없는 사람이란 의미다. 이런 사람은 수면 시간이 짧아도 낮에 잠이 부족해서 힘들어하지 않고, 건강이나 정신에 아무런 문제가 일어나지 않는다. 그러나 대부분의 사람은 그런 인자를 지니고 있지 않다.

평균적인 수면 시간의 통계는 어떤 식으로 데이터를 추출하더라도 정규 분포(데이터의 분포가 평균값을 정점으로 좌우대칭의 산 모양을 그리는 것)를 그리게 되며, 평균값은 6~8시간이다. 인자를 지니지 않은 사람이 억지로 수면 시간을 줄이면 수면 부채가 쌓여서 업무 처리 능력이 떨어지고 각종 질환이 일어날 위험도 높아져서 건강에 피해가 발생하며, 정신적으로도 짜증과 초조함이 심해지는 등 좋을 게 하나도 없다. "무슨 소리야? 나는 노력해서 잠을 줄였다고!"라고 말하는 사람도 있겠지만, 그런 사람은 운 좋게도 그런 수면 인자가 잠재되어 있었을 것이다.

초파리를 사용한 실험에서 특정 약품을 사용해 무작위로 유전자에 변이를 일으키면 활동기가 매우 길고 휴식기가 매우 짧은 변이종이 나타난다. 그리고 이런 변이종은 대부분 수명이 짧다. 초파리는 일반적인 '각성과 수면'의 정의에는 해당되지 않으므로 인간의 수면 시간으로 치환해서 말할 수는 없지만, 관련이 있을 가능성은 높은 것으로 보인다.

수면 시간을 줄여서 생산력을 높일 수 있다면 평생 동안 얼마나 많은 시간을 효과적으로 사용할 수 있게 될까? 그런 관점에서 생각하면 잠 없는 사람을 부러워하는 기분도 이해가 된다. 그러나 결과적으로 수명이 줄어든다면 무슨 의미가 있겠는가? 그러니 노력하면 잠을 줄일 수 있다는 환상은 품지 않는 편이 좋다.

참고로 아인슈타인(Albert Einstein, 1879~1955)은 10시간 이상을 잤다고 한다. 잠을 줄여야만 위대한 업적을 이루는 것은 아니라는 말이다. 운동선수 중에는 로저 페더러(Roger Federer), 비너스 윌리엄스(Venus Williams), 마리아 샤라포바(Maria Sharapova)와 같은 테니스 선수, '인류 역사상 가장 빠른 사나이'인 우사인 볼트(Usain Bolt) 등이 10시간 이상 잠을 자는 것으로 알려져 있다.

잠을 자면 시냅스도 정리된다

내가 고등학생일 때는 '4당 5락'이라는 말이 있었다. 4시간씩 자고 공부하면 합격하고 5시간씩 자면 떨어진다는 의미로, 수면 시간을 줄여서 공부한 사람이 좋은 결과를 낼 수 있다는 전형적인 정신론이다. 그러나 이것이 근거 없는 속설이라는 것은 이미 여러 실험과 통계를 통해 실증되었다.

지식을 습득하거나 몸으로 익히는 기술을 학습한 뒤에 잠을 잔 그룹과 잠을 자지 않고 그대로 깨어 있었던 그룹을 대상으로 다음 날 얼마나 기억하는지 살펴본 결과, 잠을 잔 그룹이 확실히 더 잘 기억하고 있었다. 특히 몸으로 익히는 기술에 관한 기억은 잠을 자면서 더욱 확실하게 정착되고 강화되었다. 요컨대 벼락치기로 공부하더라도 밤을 새우지 말고 잠을 자는 것이 중요하다는 말이다.

게다가 최근에는 잠을 자고 있을 때 기억이 정리된다는 사실도 밝혀졌다. 렘수면 중에는 학습할 때 증가한 시냅스의 수상돌기가 형성되는 동시에 '가지치기'도 되어서 그 수가 줄어든다는 사실이 알려졌다. 즉, 세포 사이의 연결이 정리되면서 강화되는 것이다.

뇌의 노폐물을 씻어내는 '글림프 시스템'

수면 시간은 단순히 휴식 시간이 아니다. 자고 있는 동안 뇌에서 일어나는 또 하나의 중요한 활동인 '글림프 시스템(Glymphatic system)'과 관련이 있다. 이것도 최근 수년 사이에 밝혀진 것이다.

몸속에서 생성된 노폐물은 림프계에 모인 뒤 혈관으로 흘러들어서 소변으로 배출된다. 그렇다면 뇌는 어떨까? 뇌는 산소의 소비량도 많고, 활발하게 사용할수록 아밀로이드 베타를 비롯해 기능을 다한 단백질의 노폐물도 축적된다. 그런데 뇌에는 림프계가 지나가지 않는다. 그 대신 신경교세포의 표면에 물을 흡수하는 시스템이 있어서 뇌척수액이 뇌 안으로 흡수되어 노폐물을 씻어낸다. 이것을 '글림프 시스템'이라고 부른다(〈그림 1-2〉). 이 시스템은 수면 중에 활성화된다는 사실이 판명되었

〈그림 1-2〉 글림프 시스템

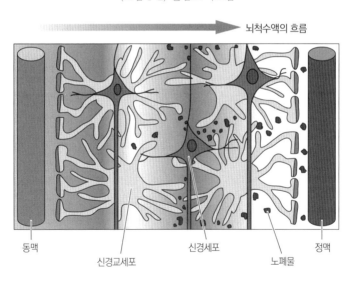

뇌척수액의 흐름

동맥 신경교세포 신경세포 노폐물 정맥

Iliff, J.J., et al., *A paravascular pathway facilitates CSF flow through the brain parenchyma and the clearance of interstitial solutes, including amyloid β. Sci Transl Med, 2012. 4(147): p. 147ra111.*에서 일부 바꿔서 인용.

다. 깨어 있을 때도 노폐물은 제거되지만, 잠을 잘 때 4~10배 정도 활발해지는 것이다.

깨어 있을 때는 뇌에 다양한 자극이 끊임없이 들어오며, 여러 가지 활동을 처리하느라 뇌가 바쁘다. 그러나 자고 있을 때는 감각이 차단되므로 집중적으로 노폐물을 제거할 수 있다. 효율적으로 청소할 기회인 셈이다. 즉, 수면이 부족하면 뇌의 쓰레기가 충분히 처리되지 못한다. 그 결과 아밀로이드 베타 등의 노폐물이 쌓이면 알츠하이머 등의 인지증이나 신경 질환이 일어날 위험이 높아진다는 사실도 밝혀졌다.

수면생체리듬연구소에서는 2009년에 알츠하이머에 걸린 쥐를 통해 수면을 제한하면 뇌 내에 아밀로이드 베타가 쌓인다는 사실을 세계 최초로 보고했다(〈그림 1-3〉). 뇌 내의 아밀로이드 베타의 응집 반점은 '노인 반점'이라고도 불린다. 인간의 알츠하이머에서 특히 두드러지게 나타나며, 이것은 불가역적인 병리적 변화로 보인다. 이는 나이를 먹으면 어느 날 갑자기 생기는 것이 아니다. 그러므로 젊었을 때 수면 부족으로 노폐물이 많이 침착되면 그만큼 나타날 위험이 높아진다.

수면 부족의 외상 청구서는 눈에 보이지 않는 형태로도 축적되는 것이다.

〈그림 1-3〉 수면 제한이 노인 반점에 끼치는 영향

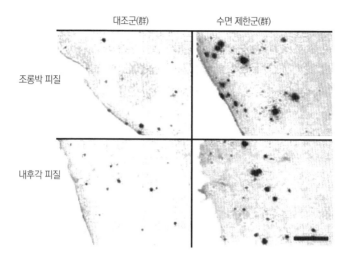

3주 동안 수면 제한을 실시하자, 알츠하이머 쥐의 대뇌피질에 노인 반점의 축적이 광범위하게 항진되었다.
Kang, J. E. et al., *Amyloid-β Dynamics are Regulated by Orexin and the Sleep-Wake Cycle*.
Science, 2009. 326(5955): p.1005~1007, 2009

아무리 잠을 자도 개운하지 않다면

'수면 저축'에 대해 오해하는 사람이 많은 듯하다. 그래서 "주말에 미리 몰아서 자둬야겠어"라고 하는 사람이 많은데, 안타깝지만 잠은 저축되지 않다. 다음 주에 일이 바빠서 잘 시간이 별로 없을 것 같으니 미리 자두는 것은 불가능하다는 말이다.

미리 잠을 충전해놓고 잠이 모자라면 차감하자는 생각이겠지만, 뇌나 신체는 그렇게 인식하지 않는다. 휴일이 되면 평일보다 오래 자는 사람이 많을 텐데, 이는 수면을 미리 저축해놓는 것이 아니라 부족했던 잠을 보충하는 것이다.

자고 싶다는 욕구를 '수면 압력'이라고 한다. 예를 들어, 밤을 새운 뒤에는 수면 압력이 강해진다. 자명종을 맞춰둘 필요가 없는 상황이라면 평소보다 수면 시간이 길어질 것이다. 부족한 잠을 채우려 하기 때문이다. 마찬가지로 수면 부족이 2~3일 축적된 상태라면 곧 다가올 휴일에 푹 자서 부족한 잠을 채울 수 있다. 즉, 수면 부족을 청산할 수 있다. 그런데 부적절한 수면이 3~4주씩 계속되면 부족한 잠을 채울 수 없다. 수면 부족이 만성화되면 빚이 눈덩이처럼 불어나서 상환할 수 없어지는 것이다. 이렇게 수면 부족을 청산할 전망이 보이지 않는 상태가 바로 '수면 부채'다.

다만 뇌가 수면량이 충분한지 부족한지를 어떤 식으로 측정하는지, 또 보상기전(부족한 양을 채우기 위한 시스템)이 있는지 등은 아직 밝혀지지 않았다. 그러므로 수면 부채를 상환할 수 있는 방법에 대한 답도 알 수 없다. 어쨌든 자는 수밖에 없다.

평소보다 오래 잠을 자도 피로가 풀린 것 같지 않다거나 개운하지 않다는 사람은 이미 수면 부족이 상당히 축적되었을 가능성이 있다. 휴일이면 어쩔 수 없이 평소보다 오래 자게 되는 상황 자체가 이미 만성적인 수면 부족, 수면 부채 상태임을 나타내는 징조다. 잠을 저축해놓는다는 생각으로 주말에 오랫동안 잠을 자지만, 사실은 눈덩이처럼 불어난 빚의 일부를 갚았을 뿐이다.

아직 수수께끼로 가득한 영역, 수면

'그러니까 결국 수면에 관해서는 아직 모르는 것투성이네?'라고 생각했다면 정확하게 꿰뚫어 본 것이다. 수면에 관해서는 아직 명확하게 밝혀지지 않은 것이 많다. 여전히 수수께끼로 가득한 영역이다.

긴 세월 동안 수면은 '단순한 휴식'일 뿐 매력적인 연구 분야가 아니었다. 그런데 1953년 수면을 연구 대상으로 여기게끔 한 사건이 일어났다. 잠을 자면서 격렬한 안구 운동을 할 때 뇌파를 측정해보니 깨어 있을 때와 마찬가지로 뇌가 활발하게 활동하고 있었던 것이다. 그래서 이 상태를 급속 안구 운동(Rapid Eye Movement, REM)이 일어나는 수면이라는 의미에서 '렘수면'이라고 부르게 되었다.

수면에는 대뇌가 쉬고 있는, 말 그대로 수면 상태에 들어간 잠(비렘수면)과 대뇌가 활동 중인 잠(렘수면)이 있다. 왜 두 종류의 수면 상태가 있는 것인지, 그때까지 과학 연구의 대상이 아니었던 수면 분야에 신경과학자들이 흥미를 가지게 되었고, 이를 계기로 근대 수면 연구가 시작되었다.

또한 렘수면의 발견과 같은 시기에 수면·각성은 뇌의 자발적인 활동이라는 개념이 등장했다. 지금이야 당연한 말이지만, 당시만 해도 획기적인 주장이었다. 그때까지 사람들은 수면이 수동적인 의식 소실 상태로, 방을 어둡게 만들고 조용히 하면 뇌가 이에 반응해 자연스럽게 잠이 든다고 생각했기 때문이다. 이와 같은 새로운 개념을 계기로 각성과 수면, 비렘수면과 렘수면의 조절 기구를 밝혀내려는 움직임이 신경과학자를 중심으로 싹트기 시작했다.

수면과 관련된 병에 관해서도 서서히 알려지면서 수면의학(Sleep Medicine)이라는 학문이 형성되었다. 수면과 관련된 질환이나 수면장애는 특정한 장기 또는 기관의 문제가 아니므로 포괄적으로 접근하지 않고서는 해명이 불가능하다. 의학 분야만 해도 신경내과, 정신과, 호흡기내과, 이비인후과, 치과, 비뇨기과, 순환기내과와 내분비내과 등 매우 폭이 넓다. 수면의학 연구는 매우 광범위한 분야에 걸쳐 있는 것이다.

그러나 수면의 깊이도, 질도 잠정적으로 판단하고 있을 뿐, 그 본질은 아직 밝혀지지 않았다. 적정한 수면 시간도, 수면 부족이 어느 정도인지도, 명확하게는 알지 못한다. 수면 중에 어떤 현상이 일어난다는 사실은 알지만 그 메커니즘은 알지 못하기도 하다. 수면장애의 메커니즘을 알지 못한다면 대증 요법은 가능해도 근본적인 치료는 불가능하다.

최근 들어 새로 발견하거나 알게 된 지식도 많지만, 수면에 관해 확실히 알려진 것은 10%도 되지 않는 듯하다. 그만큼 아직 수수께끼가 많은 분야인 것이다.

'근거 없는 정보'를 구별하는 법

시중에 나도는 수면에 관한 정보는 진실과 거짓이 마구 섞여 있다. 아주 유의미한 정보도 있지만, 수면 연구자로서는 '대체 무슨 근거로 이런 말을 하는 거지?'라며 고개를 갸웃하게 되는 정보도 있다. 인터넷에는 누가, 어떤 시점에서 말했는지 알 수 없는 무책임한 정보도 넘쳐난다.

수면 문제는 업무 처리 능력이나 건강과 큰 관계가 있기 때문에 잘못된 정보를 믿으면 업무 효율이 오르지 않을뿐더러 건강도 해칠 수 있다. 아직 해명되지 않은 부분이 많은 만큼 정답이라고 단언할 수 없는 것이 많기 때문에 정보의 진위를 파악하기가 어려울지 모르지만, 근거 없는 정보에 현혹되지 않도록 주의해야 한다.

정보를 선택할 때 명심해야 할 점은 다음의 3가지다.

① 어떤 관점에서 쓴 것인가?
② 왜 그런지 언급되어 있는가?
③ 정보를 어떻게 활용하고 싶은가?

①은 정보가 어떤 관점에서 쓰였는가 하는 문제다. 수면이라는 '생리학'에 바탕을 둔 정보와 '시간 활용술' 또는 '처세술'과 관련된 수면에 대한 정보는 당연히 그 관점이 다르다. 어떤 상황에서 쓰인 정보인지, 누가 책임을 지는지, 확인하자.

②는 수면에 관해 어떻게 하면 좋지 않다든가 어떻게 하라는 조언이 있을 경우, 어째서 그러한지 제대로 설명하고 있는지를 확인해야 한다는 의미다. 설명은 수긍할 수 있는가? 근거가 설명되어 있지 않다면 쉽게 믿지 않는 편이 좋다.

③은 자신의 태도와 관련된 문제다. 수면을 어떻게 하고 싶다는 목표가 정해져 있는지 여부에 따라 지식이나 정보를 받아

들이는 자세도 당연히 달라진다.

생리학의 관점 vs. 시간 활용술의 관점

수면의 기초가 되는 것은 생리학이다. 생체 리듬, 체온이나 호르몬 등 신체의 메커니즘, 뇌신경과학 같은 배경지식이 있어야 수면에 대해 이야기할 수 있다. 수면에 대해 잘못된 정보가 많은 것은 전문적인 지식을 제대로 갖추지 않았으면서 수면에 대해 언급하기 때문이 아닐까 싶다.

예를 들어 시간 활용술이나 처세술을 논하는 사람이 생산성을 높이기 위한 수면 방법에 대해 이야기하는 것과 생리학을 바탕으로 수면에 대해 말하는 것은 애초에 그 성격이 다르다. 먼저 이 점을 염두에 둘 필요가 있다.

시간 활용술이나 처세술의 관점에서 이야기하는 사람은 때때로 자신의 생체 리듬이나 개인적 견해에 입각한 의견을 일반론처럼 주장하기도 한다. 수면은 개인마다 차이가 있으므로 하나뿐인 정답은 없으며, 그런 만큼 다양하게 생각할 수 있다. 그러므로 수면 전문가의 견해는 이해하지만 시간을 효과적으로 활용하고 생산성을 높이는 것이 더 중요하기 때문에 잠을 줄이고 싶다는 사람이 있다면, 그것도 하나의 사고방식이며 삶의 방식이다. 잠을 줄여도 낮 활동에 지장을 줄 만큼 졸음이 쏟아진다거나 건강에 문제가 생기지 않는다면 실천해봐도 좋을 것이다. 앞에서 말한 '정보를 어떻게 활용하고 싶은가?'란 그런 의미다.

일본인은 다른 사람은 몇 시간이나 자는지, 평균 수면 시간은 얼마인지 같은 것을 지나치게 의식하는 경향이 있다. 그러나 다른 사람과의 비교가 자신의 수면에 대한 해답이 되지는 않는다. '나는 어떤 삶을 살고 싶은가? 그러기 위해서는 어떠한 수면이 바람직한가?' 하는 자신만의 기준을 갖고 주체적으로 생각할 필요가 있다. 수면에 관한 지식을 쌓는 목적은 자신에게 필요한 수면이 무엇인지 탐색하는 데 있다고 생각한다.

수면 교육

최근 들어 수면에 대한 아동의 의식을 높이는 교육이 전국 각지에서 실행되며 성과를 올리기 시작했다. 대표적인 예가 오사카 사카이 시의 수면 교육이다. 제대로 잠을 자지 못해 생활 리듬이 흐트러지고, 나아가 부등교에 이르는 사례가 많다는 사실에 주목한 중학교 교사가 아이들에게 잠의 중요성을 가르치기 위해 시작한 프로젝트다.

이 활동의 중심인물인 기다 데쓰오(木田哲生) 교사와 구마모토 대학 명예 교수이자 소아과 의사인 미케 데루히사(三池輝久)는 《수면 교육' 핸드북(「みんいく」ハンドブック)》(가쿠지출판)이라는 책을 펴냈다. 초등학교 저학년용, 고학년용, 중학생용의 세 종류가 있는데, 대상에 맞게 잠의 중요성과 잠이 부족하면 일어나는 문제 등을 알기 쉽게 정리해놓았다.

수면 교육을 시작한 뒤로 학교 부적응, 부등교, 정서 장애 등이 크게 감소했으며, 특히 부등교는 3년 사이에 30%나 줄었다고 한다. 그래서 사카이 시는 시 차원에서 수면 교육을 실시하게 되었다.

특히 내가 감동했던 것은 《야옹 군 몇 시에 잤어?(ねこすけくんなんじにねたん?)》(수면 교육 지역 조성 추진 위원회/리브레 간행)라는 그림책이다. 기다 데쓰오와 유치원 교사인 이토 모모요(伊東桃代)가 편집·저술하고, 그림책 작가인 사이토 시노부(さいとうしのぶ)가 그렸으며, 미케 데루히사가 감수한 책으로, 밤늦게 자는 것이 좋지 않은 이유를 쉽게 이해할 수 있어서 어린아이들에게 안성맞춤이다. 이 그림책을 통해 유아일 때부터 잠의 중요성을 알고 건전한 습관을 들이게 하는 좋은 시도라고 생각했다. 어

른도 읽으면 좋은 수면 습관을 들이고 싶어진다.

수면 교육의 또 다른 사례로, 나라 현에 있는 사립 중고등학교인 니시야마토 학원이 있다. 도쿄 대학과 교토 대학에 많은 합격자를 배출하는 이 학교에서는 기숙사 생활을 하는 학생들(전체의 10%가 조금 못 된다)을 대상으로 수면 지도 프로그램을 도입했다. 수면의 기초 지식에 대해 강의를 듣고 학생들은 잘 자기 위해서는 어떻게 해야 할지 직접 생각하고, 수면의료인증의(도쿄 자혜회 의과대학 교수 겸 오타센터 소장 지바 신타로[千葉伸太郎])의 지도하에 자신에게 맞는 수면 프로그램을 짠다. 그 결과, 잠에 대한 의식이 바뀌면서 생활 태도가 개선되었으며 성적도 좋아졌다고 한다.

지금까지 수면 교육은 가정의 몫이었고, 학교에서는 가르치지 않았다. 그러나 잠의 중요성을 알면 아이들의 생활 패턴이 달라지고, 효과를 실감하면 알아서 잘 자려고 노력한다. 어른에게도 이처럼 잠에 대한 의식 전환이 필요하다. 기업 차원에서 교육이나 의식 개혁을 시도하는 것도 좋지 않을까?

일단 잠부터 줄이려는 나쁜 사고방식을 버리기 바란다. 자신에게 가장 좋은 수면 방법을 익히기 위해 오늘부터 새로운 습관을 시작해보자.

2장

'수면 부채'를 어떻게 갚을 것인가?

수면 부채는 위험하다

수면 부채(Sleep debt)라는 표현을 통해 처음으로 경종을 울린 인물이 미국의 윌리엄 C. 디멘트 교수다. 디멘트 교수는 내가 몸담고 있는 스탠퍼드 대학 수면생체리듬연구소의 창설자로서 수면 연구의 1인자다. 또한 렘수면을 발견한 시카고 대학의 클라이트먼 연구팀에 있었고, 급속 안구 운동을 하는 수면을 렘수면이라고 부르기 시작한 사람이기도 하다.

"인간에게는 일정한 시간의 잠이 필요하며, 그보다 짧으면 부족한 분량이 쌓인다. 즉, 수면의 빚이 생긴다."

디멘트 교수는 이를 수면 부채라고 하고, "빚이 쌓이면 뇌나

〈그림 2-1〉 '수면 부채'

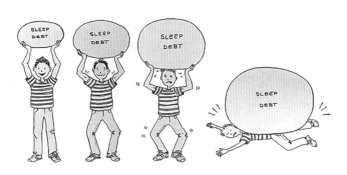

스탠퍼드 대학 디멘트 교수 제공

신체에 다양하게 기능 저하가 일어난다. 수면 부족은 위험하다"라고 1990년대에 주장했다(〈그림 2-1〉).

미국에서도 일본과 마찬가지로 '수면 부족(Sleep insufficiency)' 이라는 말을 일반적으로 사용한다. 그렇다면 수면 부족과 수면 부채는 어떻게 다를까? 수중에 있는 돈이 모자라서 돈을 빌리기는 했지만 금방 갚을 수 있는 상태가 부족이고, 빚이 불어나서 갚을 방법이 없어진 것이 부채다. 이렇게 생각하면 둘의 차이가 분명해 보일 것이다. 즉, 수면 부족이 쌓여서 만성화되면 수면 부채 상태가 되는 것이다.

일본에서는 2017년 NHK 방송에서 소개된 것을 계기로 유행어가 될 만큼 널리 퍼졌지만, 수면 연구자들은 예전부터 '수면 부채'라는 말을 사용하고 있었다. 수면 부족이 누적된 상태를 비유한 것이기에 수면 부채의 개념을 논의하고 의학적으로 정의하려는 시도는 없었다. 그래서 수면 부채에 관한 인식이 연구자에 따라 조금씩 다르기도 하다.

그러나 수면 부족이 축적되면 암, 당뇨병이나 고혈압 등의 생활습관병, 우울증 등의 정신 질환, 인지증 등의 발병률이 높아진다는 사실이 연구를 통해 밝혀지면서, 수면 부채가 더 이상 늘어나지 않게 해야 한다는 인식이 크게 높아지고 있다.

수면 시간 측정 실험

디멘트 교수가 수면 부채에 관해 설명하면서 자주 인용한 결과가 1994년에 실시된 수면 시간 측정 실험이다. 젊고 건강한 피험자 8명을 대상으로 매일 같은 시각이 되면 원하는 만큼 잠을 자게 했는데, 잠이 들든 들지 않든 매일 14시간은 반드시 침대에 누워 있도록 했다. 그리고 4주에 걸쳐 수면 시간이 어떻게 변화했는지 조사했다(〈그림 2-2〉).

〈그림 2-2〉 매일 14시간씩 침대에 누워 있으면 수면량은 어떻게 될까?

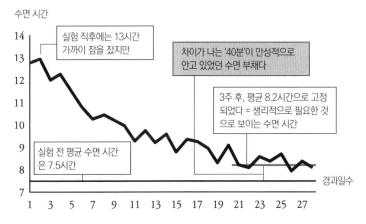

자고 싶은 만큼 자더라도 수면 부족을 해소하기까지는 3주가 걸린다!

《스탠퍼드식 최고의 수면법》, Dement, W. C., *Sleep extension: getting as much extra sleep as possible.* Clin Sports Med, 2005. 24(2): p. 251~268, viii.

피험자의 실험 전 평균 수면 시간은 7.5시간이었다. 그렇다면 4주 동안 수면 시간은 어떻게 변했을까? 실험 첫날은 침대에 누워 있어야 하는 14시간 가운데 13시간을 잤다. 둘째 날도 13시간 가까이 잤다. 그런데 이후로는 날이 갈수록 수면 시간이 감소해, 1주일 정도 지나자 침대에 누워도 4~5시간은 잠을 자지 않게 되었다. 그리고 3주 후에는 8.2시간이 됐으며, 이보다 수면 시간이 줄어들지는 않았다. 이 상태로 고정된 것이다.

이 결과를 통해 피험자들에게 생리적으로 필요한 수면 시간은 8.2시간일 것으로 보였다. 건강하며 수면에 특별히 문제가 없다는 참가자도 사실은 40분(실험 전 평균 7.5시간→실험 후 평균 8.2시간)이라는 잠의 빚이 있었다. 자신도 모르는 사이에 빚이 쌓여갔던 것이다.

중요한 사실은, 40분의 수면 부족 상태에서 자신에게 적정한 수면 시간으로 돌아가는 데 3주가 걸렸다는 사실이다. 일단 축적된 수면 부족은 쉽게 회복되지 않는다. 그래서 부채가 되기 쉬운 것이다.

디멘트 교수는 이런 결과를 널리 알리기 위해 일반인에게 강연을 할 때 이 실험에 대해 자주 이야기했다.

자신도 모르는 사이에 쌓이는 수면 부채

자신도 깨닫지 못하는 사이에 수면 부채가 쌓이는 경우가 많음을 보여주는 실험 결과도 있다. 펜실베이니아 대학 등의 연구팀이 실시한 실험에서는 "6시간 수면을 2주 동안 계속하면 집중력이나 주의력이 이틀 동안 밤을 새운 상태와 같은 수준으로 떨어진다"라는 결과가 나왔다.

이틀간 밤을 새우면 피로나 졸음으로 머리가 잘 돌아가지 않는 느낌을 자각할 수 있다. 그런데 이 실험에서 6시간 수면을 2주 동안 계속한 그룹은 피로나 능력의 둔화를 자각하지 못했다. 이렇듯 자신도 깨닫지 못하는 사이에 축적되어가는 것이 수면 부채의 무서움이다. 자신도 모르는 사이에 빚이 눈덩이처럼 커지고, 깨달았을 때는 이미 어쩔 수 없는 수준까지 불어난다. 그러면 정신적으로도 궁지에 몰려서 몸도, 마음도 무너질 수 있다.

매일 6시간이나 잠을 자고 있으니 괜찮다고 생각하는 사람도 있을 텐데, 정말로 괜찮을까? 물론 생리적으로 몸에 필요한 수면 시간은 사람마다 다르기 때문에 무조건 부족하다고는 할 수 없다. 다만 실수나 사고, 돌이킬 수 없는 실패는 위험하다는 자각 증상이 없을 때 일어나기 쉽다. 불규칙한 근무에 따른 만성적인 수면 부족 때문에 장거리 트럭 운전기사나 심야 버스 기사가 졸음운전으로 사고를 일으키는 경우도 많으며, 과거에 일어났던 체르노빌 원자력 발전소 사고나 우주 왕복선 챌린저호의 폭발 사고 등도 직원의 수면 부족과 관계가 있었던 것으로 알려졌다.

10년 후 사망률이 가장 낮은 수면 시간은?

인간에게는 일정한 양의 수면이 필요하다. 과연 몇 시간일까? 수면은 아직 그 메커니즘이 밝혀지지 않은 부분도 많기 때문에 역학 조사가 참고가 된다.

2002년, 캘리포니아 대학 샌디에이고 캠퍼스의 연구팀은 보험 회사와 미국암협회와 함께 110만 명을 대상으로 역학 조사를 실시했다. 대규모 조사였던 까닭에 당시 언론에서도 화제가 되었다. 그 결과, 평균적인 수면 시간은 남녀 모두 7.5시간이었다. 물론 편차는 있어서, 3~4시간을 자는 사람도 있고 10시간 이상 자는 사람도 있었다. 그러나 데이터는 평균값을 정점으로 정규분포를 나타냈다.

이 연구팀은 6년에 걸친 추적 조사를 통해 수면 시간과 사망률의 관계도 조사했다. 이에 따르면 가장 사망률이 낮았던 것은 수면 시간이 약 7시간(6.5시간~7.5시간)인 사람들이었다고 한다. 수면 시간이 짧은 사람, 즉 3시간만 자는 사람들의 경우는 사망률이 1.3배 높았다. 한편 수면 시간이 7시간보다 긴 사람들 또한 사망률이 높았다고 한다.

일본에도 이와 똑같은 조사 결과가 있다. 나고야 대학의 연구팀이 40~79세의 남녀 약 10만 명을 10년간 추적 조사한 결과, 평균 수면 시간은 남성이 7.5시간, 여성이 7.1시간이었다. 그리고 10년 후 사망률이 가장 낮았던 것은 수면 시간이 7시간인 사람들로, 수면 시간이 그보다 짧거나 길수록 사망률이 높아졌다고 한다.

잘 자기 위한 3원칙

"수면 부채가 이미 쌓였다면 어떻게 해야 해소할 수 있을까요?" 하는 질문을 자주 받는데, 내 대답은 지극히 단순하다.

"자는 수밖에 없습니다!"

수면 부채는 자야지만 해소할 수 있다. 잠의 빚은 잠으로 갚아야 하는 것이다.

그러나 현대 사회에서는 모두 바쁘게 살고 있다. 더 자고 싶어도 잠을 늘리기가 매우 어렵다. 그래서 수면의 질을 높이기 위해 양질의 수면을 취하기 위한 방법을 찾아 헤매며, 그런 문구를 앞세워 광고하는 수면 상품에 손을 댄다.

물론 수면의 질은 중요하다. 충분한 시간을 자고도 졸음, 수면 압력이 완전히 방출되지 않았거나 피로가 풀리지 않았다면 잠을 잘 잤다고 말할 수 없다. 양질의 수면이 중요한 것은 분명하다.

그런데 수면의 질만 높일 수 있다면 시간은 짧아도 괜찮은 것일까? 그렇지는 않다. 어느 정도 자지 않으면 수면 부채는 개선되지 않는다. '양'과 '질'이 모두 확보되지 않으면 안 된다는 말이다.

이상적인 수면을 획득하기 위해서는,

① 양(시간)이 충분할 것

② 양질의 수면일 것

③ 개운하게 깨어날 것

이라는 세 가지 조건을 충족시켜야 한다.

첫째, 수면 시간을 확보해야 한다. 바쁘면 잠을 줄여 해결하려는 경향이 있는 사람은 특히 명심해야 할 조건이다. 충분한 수면 시간을 유지하는 습관을 들이자. 필요한 수면 시간은 사람마다 다르지만, 7시간을 기준으로 삼으면 좋을 것이다. 원래 잠이 없거나 많다고 생각하는 사람은 수면 상태를 생각하면서 시간을 늘리거나 줄여야 한다.

수면의 질은 측정하기가 매우 어렵지만, 수면의 만족도가 확실히 드러나는 것이 바로 깨어났을 때의 개운함이다. 짧은 시간 동안 낮잠을 자거나 졸았을 뿐인데 일어났을 때 매우 개운했던 적은 없는가? 깨어났을 때 기분이 개운하면 잘 잤다는 만족감이 생긴다. 쾌적한 기상은 수면에서 상당히 중요한 조건인 것이다. 그러므로 개운하게 깨는 것을 '꿀잠'의 척도로 삼아서 질 높은 수면을 취하는 환경을 갖추는 것이 중요하다.

'최초의 비렘수면'이 중요하다

수면의 질을 높이기 위한 조건은 여러 가지가 있다. 몸이 원래 지니고 있는 생체 리듬, 침실의 빛이나 온도, 베개 등 유의할 점은 셀 수 없이 많지만, 그중에서도 가장 주의해야 할 것은 막 잠이 들었을 때 최초의 비렘수면을 깊고도 확실하게 취할 수 있도록 하는 것이다.

나는 이것을 '황금의 90분'이라고 부르며, 《스탠퍼드식 최고의 수면법》에서 그 중요성을 강조했다. 자신의 수면 주기가 얼마든 최초의 비렘수면을 최고의 상태로 만들겠다고 의식하는 것이 중요하다.

왜 최초의 비렘수면이 중요한 것일까? 수면에는 여러 가지 역할이 있는데, 그중 하나가 호르몬 균형의 조정이다. 잠을 자면서 성장호르몬의 분비가 활성화되는데, 성장호르몬은 아이뿐만 아니라 어른도 분비된다. 고령자가 되면 양이 줄어들기는 하지만 그렇다고 분비되지 않는 것은 아니다.

성장호르몬은 세포의 증식, 정상적인 대사의 촉진 등을 담당한다. 말하자면 노화 방지(안티에이징)에 매우 중요하다. 많이 자는 아이가 쑥쑥 클뿐더러, 많이 자는 어른이 덜 늙는 것이다. 여성을 대상으로 한 미용 정보를 보면 성장호르몬이 오후 10시경부터 새벽 2시경(이른바 신데렐라 타임)에 활발하게 분비된다고 하는 경우가 있는데, 사실 시간대는 그다지 상관이 없으며 잠이 든 직후 깊게 잠이 들었을 때 70~80%가 분비된다. 그러므로 이 시간대에 자더라도 잠이 든 직후에 깊은 비렘수면이 나타나지 않으면 성장호르몬이 효율적으로 분비되지 않는다.

처음에 깊은 수면이 나타나면 그 후의 수면 리듬이 정돈되기 쉽다는 사실도 밝혀졌다. 수면의 첫 90분에 깊은 수면이 확실하게 나타나는 정상적인 패턴의 경우, 성장호르몬이 분비될 뿐만 아니라 부교감신경이 원활해져서 자율신경의 균형이 잡히고 뇌의 노폐물 청소와 면역 기능의 활성화도 활발해진다.

또한 최근의 연구에서는 최초의 깊은 비렘수면 중에 해마에서 대뇌피질로 기억 정보가 이동해 보존된다는 보고도 있다. 깊은 비렘수면은 싫은 기억을 소거하는 역할을 한다는 결과도 있다.

수면의 어떤 단계든 각각 역할이 있고 중요하지만, 갓 잠이 들었을 때가 중요한 것이다.

'수면 관성'을 피하려면

정상적인 수면 패턴에서는 전반부에 깊은 수면이 나타나기 쉬우며 후반부, 즉 새벽녘에는 깊은 수면이 나타나지 않는다. 새벽녘이 되면 뇌는 코르티솔이라는 스트레스 호르몬을 부신피질에서 방출시키고 체온을 높이기 시작하며 각성하고 재기동할 준비에 들어간다. 그래서 비교적 렘수면이 길어지는 것이다.

얕은 비렘수면이나 렘수면일 때는 쉽게 깨어날 만한 조건이 갖춰져 있어서 개운하고 쾌적하게 눈을 뜨게 된다. 한편 깊은 비렘수면일 때는 뇌가 스위치를 끄고 컨디션을 조정하는 중이기 때문에 좀처럼 깨어나지 못하며, 잠에서 깨어나도 개운하지 않다. 이렇게 잠은 깼지만 정신이 멍하고 좀처럼 두뇌가 회전하지 않는 상태를 '수면 관성(Sleep inertia)'이라고 한다. 깊은 수면의 도중에 깨어나야 하게 되면 수면 관성이 나타난다. 예를 들어, 아침에 가족이 깨우니까 대답을 했다는데 자신은 그 일이 전혀 기억나지 않았던 경험은 없는가? 이런 상황이 바로 수면 관성이다. 머리가 각성 상태로 전환되지 않고 멍한 상태인 것이다.

개운하게 깨어나지 못하는 첫 번째 원인은 강한 수면 부족 상태로, 수면 부채가 쌓여서 잠이 부족한 것이다. 두 번째 원인은 수면 패턴이 흐트러진 경우다. 수면의 후반, 새벽녘에 깊은 잠이 나타나는 상태가 되었기 때문에 개운하게 깨어나지 못하는 것이다. 수면장애가 있는 경우에도 개운하게 깨어나지 못할 때가 많은데, 이것도 수면 패턴이 흐트러졌기 때문에 깨어날 준비를 하는 아침의 수면 리듬이 되지 못한 것으로 생각할 수 있다.

개운하게 깨어날 수 있도록 하려면 수면의 최초 단계에서 깊은 비렘수면에 들어가 수면압을 방출하는 것이 중요하다. 그러면 후반의 수면 패턴이 안정되기 쉽다.

잠들기까지의 시간

누구나 좀처럼 잠들지 못해서 괴로워한 적이 있을 것이다. 그러면 어느 정도의 시간이 지나야 잠들지 못한다고 느낄까?

불을 끄고 눈을 감은 지 15분이 지나도 잠이 들지 않으면 잠이 오지 않는다는 느낌을 받는다. 그리고 이 상태가 30분 동안 이어지면 잠들지 못한다는 데 초조함을 느낀다.

"좀처럼 잠들지 못한다"라며 불면을 호소하는 사람들은 잠들지 못했다고 느꼈던 시간을 실제 시간보다 길게 말하는 경향이 있다. 실질적으로는 20분 정도였는데 1시간 이상 잠들지 못했다고 말하기도 한다. 그리고 아직도 잠이 들지 못했다는 생각에 예민해지고 잠들지 못하는 것에 정신적인 압박을 받는 상태가 불안 신경증에 따른 불면증이다. 그러므로 잠들지 못할 때는 억지로 자려고 하지 않는 것이 중요하다.

일반적으로 밤이 되면 하루의 활동으로 피로를 느껴서 수면 압이 높아진다. 수면압이 높아지므로 자연스럽게 깊은 잠에 들어가며, 그 결과 수면압이 한꺼번에 방출된다. 요컨대 '자고 싶다'는 욕구가 해소되는 것이다.

한편 졸리지도 않은데 자야 한다며 억지로 자려고 하면 자연스럽게 잠이 들지 못한다. 수면압이 강하지 않으면 잠이 든 직후에 깊은 잠에 들기가 어렵다. 잠이 들더라도 금방 깨어나기 때문에 건강하고 정상적인 수면 패턴이 되지 못할 가능성이 있다.

잠이 오지 않는다고 느끼면 일단 일어나서 카페인이 없는 음료수를 마시거나 기분을 차분하게 가라앉히고 졸립게 할 것 같은 음악을 듣는 것이 좋다. 이때 스마트폰을 들여다보거나 등을 환하게 켜지 않도록 주의하자.

그렇다면 몇 분 정도에 잠이 드는 것이 적당할까? 10~15분 정도가 적당하지 않나 생각한다. 젊은 세대, 특히 10대와 20대는 상당히 일찍 잠이 든다. 1~2분 만에 잠에 빠져드는 사람도 있다. 나이를 먹으면 잠들기까지의 시간이 조금씩 길어진다. 젊고 건강하며 수면에 특별히 곤란을 겪은 적도 없고 개운하게 깨어난다면 상관이 없지만, 30대 후반이 넘었는데도 눈을 감는 순간 잠드는 사람은 주의할 필요가 있다. '나는 잠을 잘 자', '어디에서나 머리만 대면 바로 자는 게 나의 장점이야'라고 생각하는 사람 중에는 사실 수면 부채가 지나치게 쌓여서 뇌가 피로한 상태인 경우도 있기 때문이다. 주의하지 않으면 그 청구서가 언제 날아올지 알 수 없다.

참고로 나는 독서를 하다가 그대로 잠들 때가 많은데, 잠자리에 누워서 잠이 들기까지의 시간은 10분 정도일 때가 많다.

최적 수면 시간은 어느 정도일까?

자신에게 필요한 수면 시간은 어느 정도인지 알고 싶다면 먼저 현재의 수면 시간을 기록한다. 이때 액티그래프나 스마트폰 앱을 이용하는 것이 효과적이다. 손으로 기록하면 아무래도 주관이 개입하기 쉽기 때문이다. 기록을 깜빡해서 나중에 기억에 의지하면 정확성이 떨어진다.

수면장애가 있는 사람은 수면 시간을 실제와는 아주 다르게 말하는 경우가 적지 않다. 특히 불면을 느끼는 사람은 수면 시간을 적게 말하는 경향이 있다. 실제보다 잠을 못 잤다고 느끼기 때문이다.

거짓으로 말하는 사람도 있다. 낮에 졸음이 너무 쏟아져서 수업을 들을 수 없다는 고등학생이 있었다. 학생은 밤에 남들만큼 잔다고 했는데, 수면 뇌파를 측정하기 위해 입원했을 때

살펴보니 사실은 밤에 몇 시간씩 스마트폰 게임을 하고 있었다. 그런데 자신은 이것이 대낮의 졸음의 원인이라고 의식하지 못했기 때문에 실제보다 더 많이 자는 것처럼 의사에게 말했던 것이다. 또한 수면 뇌파 검사에서는 잠이 든 직후에 렘수면이 출현하는 등 이상 소견도 보였는데, 이는 과면증(過眠症)인 나르콜렙시(Narcolepsy)의 특징이다. 수면 부족이나 수면 리듬이 극단적으로 이상할 경우 일반적으로는 볼 수 없는 이상 소견도 나타난다.

한편 간이 수면 계측 장치는 스스로 말하거나 기록한 것과 달리 거짓말을 하지 않으며 잊어버리지도 않는다. 정확한 수면 시간이나 수면 효율(잠자리에 누운 시간의 몇 %를 잤는가) 등의 계측 정밀도를 기대하기는 어렵지만, 대략적인 수면 시간과 타이밍은 충실하게 보여준다. 게다가 계속 기록할 수 있어서, 2주 정도의 데이터를 얻으면 평소 수면 패턴을 볼 수 있다.

이렇게 기록한 후, 자명종을 맞추고 잘 필요가 없는 휴일에 자연스럽게 잠이 깰 때까지 원하는 만큼 잠을 잔다. 과연 자신의 몸은 잠을 어느 정도 원하고 있을까? 하룻밤의 결과로는 알기 어려우므로 몇 번쯤 원하는 만큼 자는 편이 좋다. 평소보다 2시간 이상 잔다면 수면 부채가 상당히 쌓여 있다는 뜻이므로 평소의 수면 시간을 의식적으로 30분 늘린다. 그리고 3개월 동안 늘린 수면 시간을 유지한 뒤 다시 휴일에 원하는 만큼 잔다. 40분의 수면 부족 상태를 적정한 수면으로 되돌리기까지 3주가 걸린 실험 결과가 있었듯이 그리 쉽게는 적정 수면으로 되돌아가지 않겠지만, 시간 차이를 조금씩 줄여간다는 생각으로 평일의 수면 시간을 조정한다. 수면 시간이 적정한 값에 가까워지면 깨어났을 때 기분이 상쾌하고 낮 동안 생산성이 높아지는 것을 실감할 수 있다.

나는 얼마나 잘 필요가 있을까 하는 문제의 답을 밖에서 찾으려 해서는 안 된다. 다른 사람의 수면 시간과 비교하지 말고 몸의 목소리에 귀를 기울이자. 자신의 최적 수면 시간은 스스로 찾아내는 수밖에 없다. 자신에게 필요한 수면 시간은 자신의 몸속에 있다.

낮잠은 오후 3시 이전, 30분 이내

최근 들어 낮잠을 권장하는 목소리가 높아졌다. 왜 낮잠이 재조명받게 됐을까? 역시 수면 부채의 영향을 빼고는 생각할 수 없다. 평소 밤에 충분한 수면을 취한다면 낮잠을 잘 필요가 없다. 그러나 사회 전체에 만성적으로 수면 부족인 사람이 크게 늘어났다. 그런 상황에서 가면을 취한 뒤 뇌파와 인지 기능 등을 조사한 결과 생산성이 향상된다는 사실이 증명되면서 낮잠을 적극적으로 장려하게 된 것이다. 수면 부족에 대한 근본적인 해결책은 아니지만 부족한 수면량을 보충할 수 있기 때문에 최근 들어 낮잠이 주목받게 되었다.

미국에서는 단시간의 잠으로 생산성을 높이는 것을 '파워냅(Power-nap)'이라고 부른다. 낮잠이나 선잠을 의미하는 'nap'과 'power-up'을 조합한 말인데, 수면 부족을 통감하는 현대인의 감각에 딱 들어맞아 일반명사처럼 쓰인다. 낮잠 시간은 20분 정도가 좋다, 잘 때는 이런 자세가 좋다는 식으로 좀 더 효과적으로 낮잠을 자는 다양한 요령이 이야기되고 있다.

일본에서도 일부 학교나 기업에서 단시간의 낮잠을 도입한 결과, 오후의 수업이나 업무에 임하는 자세가 긍정적이 되거나 성적이 올랐다는 이야기를 들은 적이 있다. 후생노동성이 주도하는 '건강을 만들기 위한 수면 지침 2014'에도 "오후 3시 이전에 30분 이내의 짧은 낮잠이 바람직하다"라는 언급이 있다.

낮잠은 30분 미만이 좋다고 말하는 이유는 수면 시간이 그 이상 길어지면 깊은 잠에 들어서 일어났을 때 수면 관성이 나타날 가능성이 높기 때문이다. 또한 저녁까지 오래 자면 수면압이 낮아져 밤에 졸리지 않아 취침 시각이 늦어지기 쉬우며,

밤에 잘 때 처음에 깊은 수면 사이클이 나타나지 않게 된다.

어디까지나 뇌의 피로를 잠시 풀어주기 위한 낮잠이므로 오래 잠들지 않는 것이 파워냅의 주의점이다.

지하철에서 자도 괜찮다

외국인들은 일본의 지하철에서 자는 사람이 많은 것을 보고 놀라곤 한다. 일본의 직장인들이 얼마나 수면 부족 상태인지를 단적으로 보여주는 모습이라거나, 지하철에서 잠이 들어도 소지품을 도둑맞을 걱정이 없는 좋은 치안 상태를 보여준다는 말도 있다.

"인터넷에 '퇴근할 때 지하철에서 자면 안 된다'는 기사가 있더군요. 저는 자는 편이어서 놀랐습니다. 역시 안 좋은 건가요?"라는 질문을 받은 적이 있다. 아마도 퇴근할 때 지하철에서 자면 밤의 수면에 영향을 준다는 이유로 그렇게 말한 것이 아닐까 싶다. 분명히 저녁 이후에 지하철에서 잠을 자면 밤의 수면에 악영향을 끼칠 우려가 있다. 다만 이것도 수면 부족의 결과가 아닐까?

원칙적으로는 밤에 수면을 확실하게 취해서 수면 부족이 쌓이지 않도록 하는 편이 좋다. 지하철에서 안 자도 된다면 가장 좋다. 그러나 현실은 그렇지 못하기 때문에 졸음이 온다. 그렇다면 피곤이 쌓인 퇴근길 지하철에서 운 좋게 앉았을 때 쪽잠을 자는 정도는 괜찮지 않을까? 그 결과 밤에 잠이 안 온다면 피하는 편이 좋겠지만, 전철의 흔들림에 몸을 맡기면서 잠시 졸면 피로가 다소 풀린다고 생각하는 사람도 있을 것이다.

졸음이 온다는 것은 몸이 수면을 원한다는 뜻이다. 주말에 오래 자는 것은 이미 수면 부족이 쌓였다는 증거다. 이와 마찬가지로 지하철에서 자는 것 또한 수면 부족 때문이다. 부족한 수면량을 어디에서, 어떻게 보충할 것인가? 출퇴근 지하철에서 자는 것도 파워냅이라고 생각한다면 결코 나쁘다고 단언할 수는 없다는 것이 내 생각이다.

두 번 자기(잠에서 깼지만 일어나지 않고 또 자는 것)도 마찬가지다. 흔히 두 번 자는 것은 좋지 않다고 하지만, 나는 두 번 자는 것 자체가 나쁘다기보다는 두 번 잠들 수밖에 없는 평소의 수면 상태가 문제라고 생각한다. 깔끔하게 일어나지 못한다는 것은 그만큼 몸이 수면을 원하고 있다, 즉 수면압의 방출이 충분하지 않다는 뜻이다. 그러므로 적절하게 두 번 자기를 한다면 잠의 질을 향상시킬 수 있을 것이다.

타임 윈도 알람

잠에서 깨어났을 때 기분이 개운하면 수면의 만족도는 높아진다. 즉, 처음 눈을 떴을 때 기분이 개운하지 않다면 수면 사이클에서 좋은 기상 타이밍이 아닐 가능성이 있다. 그럴 때는 개운하게 깨어날 수 있는 타이밍까지 조금 더 잔다.

비렘수면일 때 일어나려고 하면 수면 관성이 나타나기 쉽다. 쉽게 깨어날 수 있는 타이밍은 렘수면일 때, 특히 렘수면이 시작될 무렵과 끝날 무렵이다. 본래대로라면 아침에는 렘수면이 길어지므로 쉽게 깨어날 수 있는 타이밍이 늘어나는데, 한번에 개운하게 깨어나지 못한다면 나쁜 타이밍에 눈을 떴기 때문이다. 그러므로 수면 모드가 바뀌는 타이밍을 가정하고 20분 정도 간격을 두면 개운하게 깰 수 있는 상태로 넘어갈 확률이 높다. 나는 이 방법을 타임 윈도 알람(Time Window Alarm)이라고 부른다.

주의할 점은 첫 번째 자명종을 일어나려는 시각보다 20분이나 30분 전으로 앞당겨서 설정하는 것이다. 다만 한번에 깔끔하게 일어날 수 있는 사람의 경우는 더 잘 수 있는데 20분 일찍 일어나는 결과가 되므로 적합하지 않은 방법이다(타임 윈도 알람에 관해서는 185쪽을 참조하기 바란다).

최근에는 스마트폰의 알람 기능을 자명종으로 사용하는 사람이 많을 텐데, 몇 분 간격으로 계속 알람이 울리는 다시 알림(스누즈) 설정은 개운하게 눈을 뜨기 위해서는 좋지 않다. 비교적 잠이 깊은 상황인데 계속 알람이 울려서 방해를 받는다면 기분이 좋을 리 없다. 게다가 못 일어나도 알람이 또 울린다고 안심하기 때문에 자명종으로서 효과적이지 않다. 다시 알림 설정을 할 바에는 처음부터 두 번 자기로 마음먹는 편이 좋다.

파워냅 20분으로 머리가 개운해진다면, 아침에 눈을 떴다가 다시 20분 정도 자는 것도 효과적인 파워냅이 될 수 있지 않을까?

길게 잘 수 없으면 쪼개서 자라

어른은 물론이고 아이들까지도 수면 부족을 안고 사는 현대에는 수면을 취할 기회가 있을 때 적절히 자는 것이 수면 부족을 해결하기 위한 방법으로 더욱 중요해지지 않을까 싶다. 그렇다면 두 번 자기 20분, 낮잠 20분으로 조금씩 끊어서 잔 시간을 전부 더한 결과를 가지고 수면 시간이 충분하다고 할 수 있을까?

안타깝게도 그렇지는 않다. 긴 시간에 걸쳐 비렘수면과 렘수면의 주기를 수차례 반복하는 수면을 주요 수면이라고 부르는데, 주요 수면이 충분히 확보되지 않으면 맡은 임무를 제대로 수행하지 못하는 것으로 보인다. 조금씩 끊어서 자더라도 수면이 뇌와 신체에 휴식을 준다는 사실은 틀림없지만, 그래도 주요 수면 시간을 충분히 확보하는 편이 좋을 것이다.

현대의 수면 부족 문제는 저녁형 사회, 나아가 24시간 사회로 급속하게 변화했다는 데 근본적인 원인이 있다. 인공적인 조명이 등장하기 전까지만 해도 인간은 밤늦게까지 활동하지 않았다. 어두워지면 자는 것이 당연했다. 다만 과거의 유럽에서는 어두워지면 일단 자고, 한밤중에 일어나서 잠시 활동하다 다시 자는 습관이 있었다. '다상성(多相性) 수면' 또는 '분할 수면'이라고 하는, 말 그대로 잠을 나눠서 자는 방법이다. 특히 위도가 높은 북유럽 등지는 겨울철이 되면 밤이 매우 길어지므로 수면 시간을 나누지 않을 수 없었을 것이다. 7~8시간을 몰아서 자는 것이 좋다고 생각하게 된 것은 인공적인 조명이 보급된 이후로, 인류 역사에서 그렇게 오래된 일은 아니다.

개개인의 생활 주기나 취향에 따라 차이는 있겠지만, 현대 사회에서는 분할 수면이 효과적인 수면 주기가 될지도 모른다. 《창가의 토토》로 유명한 구로야나기 데쓰코가 자신의 수면 방법을 언급한 기사를 읽은 적이 있다. 예전에는 밤늦게까지 다음 날을 준비하기 위한 공부를 했는데, 나이를 먹으면서 밤늦게까지 공부하는 것이 점점 힘들어졌다고 한다. 그래서 밤 10시에 일단 잠들었다가 새벽 2시경에 일어나 공부를 하거나 연극에서 맡은 배역의 대사를 외우거나 목욕을 한 뒤 새벽 5시경에 다시 한번 잠자리에 들어서 오전 10시경에 일어나는 생활 패턴으로 바꿨더니 컨디션이 매우 좋아졌다는 것이다. 이것이 바로 분할 수면이다. 한숨 자서 생산성이 높아졌을 때 대사를 외우고 다시 자면 기억하는 데도 도움이 될 것이다.

나는 분할 수면이 고령자에게 매우 적합한 수면법이라고 생각한다. 고령이 되면 좀처럼 긴 시간 동안 자지 못하게 되는데, 애초에 두 번으로 나눠서 잔다고 생각하면 중도 각성에 대해 고민할 필요도 없다. 앞으로 진행될 초고령화 시대를 위한 수면의 지혜라고도 할 수 있다.

생체 리듬을 잊어서는 안 된다

무엇보다 가장 중시해야 할 것은 낮과 밤의 자연스러운 리듬임을 잊지 말자. 애초에 '생물'로서의 리듬 속에서 수면을 파악해야 하며, 그런 관점에서 보면 주말에 오래 자는 것도, 귀가하는 지하철에서 쪽잠을 자는 것도, 아침에 깼다가 다시 자는 것도 그다지 추천할 만한 수면은 아니다. 그러나 오늘날처럼 '잠들지 않는 사회'에서는 수면 부족의 만성화라는 문제가 있다. 그렇게 하면 안 된다고 말한들 기본적으로 잠이 부족한 것이 현실이다. 몸이 잠을 원하는 것이다.

수면 부족을 근본적으로 해소할 수 없는 상황이라면 차라리 나눠 자면서 어떻게 해야 양질의 수면을 얻을 수 있을지를 생각하는 것도 좋지 않을까 싶다. 수면에 대한 관념, 인식도 바꿔나가야 한다. 그러면서 자신에게 최적의 수면 스타일을 확립하는 것이다.

그렇다면 '리듬이 흐트러지기 때문에 바람직하지 않다'는 근거가 되는 생체 리듬이란 무엇일까? 현대인은 '인간은 생물로서의 리듬이 있다'는 사실을 잊어버리는 경향이 있다. 다음 장에서는 생체 리듬과 수면의 관계에 관해 이야기하겠다.

3장

숙면의 열쇠는 '생체 리듬'

인간의 생리 기능은 '생체 리듬'을 기반으로 한다

인간의 생리 기능은 대부분 주기적으로 변화하는 생체 리듬에 바탕을 두고 있다. 혈압, 맥박, 호흡, 체온 등 모든 것에는 리듬이 있다. 호르몬 분비나 장의 활동 등에도 리듬이 있다. 신체는 그런 리듬의 조합을 통해 움직인다. 그런데 어떤 이유로 리듬이 흐트러지면 생리 기능이 저해되어 건강이나 생활에 지장을 초래한다. 알기 쉬운 예가 시차 적응이다. 해외여행이나 해외 출장을 갔을 때 몸의 컨디션이 나빠지는 것은 시차로 인해 신체의 리듬이 갑자기 흐트러지기 때문이다.

그렇다면 신체에는 어떤 리듬이 있을까? 인간의 생활이나 건강과 가장 밀접한 관련이 있는 것은 '하루 주기 리듬(Circadian rhythm)'이다. 1일, 대략 24시간 주기의 리듬으로, 생물이 지구의 자전에 따른 환경 변화에 적응하기 위해 획득한 생리 시스템이다. 수면 및 각성 리듬, 혈압, 체온, 호르몬의 생성 및 방출 등은 전부 하루 주기 리듬에 따른 것이다.

'하루 이내 리듬(Ultradian rhythm)'은 하루 주기 리듬보다 짧은 것이다. 주기가 1분 이하인 심박, 호흡, 장의 연동 운동 말고도 주기가 수십 분에서 수 시간인 것, 비렘수면과 렘수면의 조합으로 구성되는 90분 전후(사람에 따라 차이가 있다)의 수면 주기도 하루 이내 리듬에 따른 것이다.

'한 달 주기 리듬(Circalunar rhythm)'은 달이 차고 지는 것에 따른 1개월 주기의 리듬이다. 일례로 여성의 생리 주기가 있다. 또한 산호는 보름달이 뜬 밤에 산란한다는 말이 있듯이, 생식 시스템은 한 달 주기 리듬과 관련될 때가 많다.

'1년 주기 리듬(Circannual rhythm)'이라는 것도 있다. 철새의 이동, 식물의 개화, 동물의 겨울잠 같은 계절 변화는 1년이라는 단위의 리듬에 따른 것이다. 인간의 경우도 겨울이 되면 우울 상태가 되는 '계절성 정동 장애'와 같은 증상이 있는데, 이것은 1년 주기 리듬과 관계가 있다.

인간뿐만 아니라 지구상에서 생활하는 생물은 이와 같은 리듬으로 환경 변화에 보조를 맞추는 시스템을 몸에 갖추어 적응하고 살아남으며 진화해온 것이다. 이런 리듬은 뇌의 시상하부라는, 진화적으로 오래된 뇌의 부위에서 제어된다. 또한 그 리듬이 침해당하면 생존에 영향을 미치는 만큼, 기상의 변화 등으로 쉽게 흐트러지지 않도록 확고하게 각인되어 있다.

따라서 수면과 각성도 생체 리듬의 하나라는 관점에서 파악할 필요가 있다.

'빛'이 체내 시계를 초기화시킨다

그중에서도 하루 주기 리듬은 많은 생물의 생명을 관장하는 기본적인 리듬이다.

생물은 어떻게 '하루'를 파악할까? 저마다 고유의 '체내 시계'를 갖고 있기 때문이다. 인간의 경우 체내 시계의 중추는 뇌의 시상하부의 시교차상핵에 있다(〈그림 3-1〉). 또한 현재는 유전자 연구를 통해 신체의 모든 세포에는 '시계 유전자'라고 부르는 유전자군이 있다는 사실이 알려졌는데, 이 유전자의 발현이 인간의 체내 시계를 빠르게, 혹은 느리게 작동하도록 조정한다. 그렇게 해서 24시간에 가깝도록 리듬을 조절하는 것이다.

뇌 이외에 몸속의 장기나 기관에도 리듬을 만들어낼 수 있는 체내 시계가 있다. 시교차상핵에 있는 체내 시계는 말하자면 마스터 시계이며, 이것이 신체 각 부위의 말초 체내 시계를 제어한다.

앞에서 하루 주기 리듬은 지구의 자전에 따른 1일 주기라고 했는데, 자전에 걸리는 시간은 23시간 56분 4.1초로 정확하게 일치하지는 않는다. 일반적으로는 24시간보다 길지만, 사람에 따라 조금씩 차이가 나기도 한다. 인간을 대상으로 한 실험의

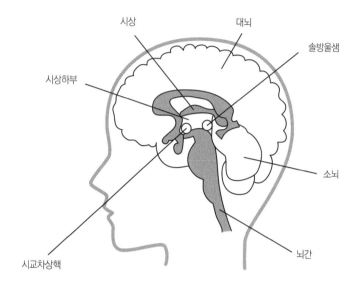

〈그림 3-1〉 체내 시계의 중추, '시교차상핵'

시상

대뇌

솔방울샘

시상하부

소뇌

뇌간

시교차상핵

시교차상핵에는 체내 시계가 있어서, 체온이나 호르몬 분비 리듬 등의 24시간 주기 체내 리듬을 발신한다.

경우 빛의 영향을 완전히 차단하기가 어렵기 때문에 정확한 주기를 알지 못했지만, 현재는 인간의 평균적인 하루 주기 리듬이 24.2시간 정도인 것으로 판명되었다.

그러나 하루에 12분밖에 차이가 나지 않더라도 그대로 내버려두면 한 달 뒤에는 6시간이나 차이가 벌어진다. 그러다 보면 밤낮이 바뀌어버린다. 그래서 체내 시계에는 수시로 오차를 조정하는 기능이 있는데, 가장 강력한 요소가 바로 빛, 그중에서도 햇빛이다. 아침에 깨어나서 망막이 태양빛을 감지하면 아침이 되었다는 정보가 시교차상핵에 전달되어 주된 체내 시계가 수정되는 것이다. 그리고 시교차상핵에서 신체 각 부분의 체내 시계에 초기화 명령이 내려진다.

질 높은 수면을 위한 지침이 적힌 글을 보면, "눈을 뜨면 햇빛을 쐰다", "일어나면 커튼을 젖히고 아침 햇살을 받자"와 같은 항목을 발견할 수 있는데, 태양빛을 인식하면 체내 리듬이 초기화되기 때문이다.

잠의 호르몬 '멜라토닌'을 방해하는 인공적인 빛

체내 시계의 조정에는 여러 가지 호르몬과 신경 전달 물질이 관여하는데, 빛에 대한 중요한 역할을 담당하는 호르몬 중 하나로 멜라토닌이 있다. 필수 아미노산인 트립토판이 신경 전달 물질인 세로토닌으로 합성되고, 세로토닌이 솔방울샘에서 멜라토닌으로 합성된다.

멜라토닌은 보통 밤에 합성되며, (저장되지 않기 때문에) 생성되면 즉시 방출된다. 그리고 멜라토닌의 혈중 농도가 높아지면 체온이 내려가면서 졸리기 시작한다. 즉, 멜라토닌이 분비되면 수면에 들어갈 준비가 된다는 말이다. 그래서 '수면 호르몬', '잠을 부르는 호르몬' 등으로 불린다.

멜라토닌은 빛의 자극으로 분비가 억제된다는 특성이 있다. 아침이 되어서 빛을 느끼면 망막에 있는 멜라놉신이라는 수용체가 아침이라는 신호를 시교차상핵에 보내는데, 이 정보가 솔방울샘에 전달되면 멜라토닌의 분비가 억제된다. (참고로 멜라놉신은 1998년에 발견됐는데, '시각과 관계가 없는 광수용체'다[이른바 제3의 광수용체]. 인간의 경우는 망막에 있다. 조류의 경우는 두피 바로 밑에 솔방울샘이 위치하는데, 멜라놉신은 솔방울샘에도 있어서 철새가 이동 시기나 방향을 감지하는 데 사용된다고 한다.)

멜라토닌의 합성은 명암의 주기에 좌우되며, 멜라토닌의 분비를 통해 체내 시계가 조절된다. 그런 까닭에 멜라토닌은 수면과 각성의 리듬에 영향을 끼치는 중요한 호르몬이다. 그리고 명암 주기에 가장 크게 영향을 끼치는 요소는 바로 태양빛이다. 여기에서 태양빛은 맑거나 흐린 날씨가 아니라 낮밤의 구별, 즉 아침에 해가 뜨면 밝아지고 저녁에 해가 지면 어두워지는 변화를 의미한다.

과거에는 태양빛만이 생체 리듬에 영향을 끼친다고 생각했지만, 지금은 인공적인 빛도 영향을 끼친다는 사실이 밝혀졌다. 강한 빛을 쐬는 일이 없어야 할 야간에 휘황찬란한 빛을 쐬는 생활은 멜라토닌의 합성을 저해시키며, 그 결과 잠이 와야 할 시간이 되어도 각성 상태가 지속되기 쉽다. 그리고 좀처럼 잠들지 못하거나, 얕게 잠을 자거나, 아침에 일어나지 못하는 등의 수면장애로 이어진다. 좀처럼 수면 모드에 들어가지 못할 뿐만 아니라 체내 시계가 아직도 낮이 계속된다고 착각하도록 만들어 생체 리듬을 흐트러뜨린다.

밤에도 환하게 밝은 환경과 컴퓨터나 스마트폰 등의 디스플레이를 밤늦게까지 들여다보는 현대인의 생활 패턴이 생체 리듬을 크게 뒤흔들고 있는 것이다.

블루라이트는 나쁜 걸까?

최근 들어 '블루라이트(청색광)에 노출되면 좋지 않다'는 이야기를 자주 듣는다. 그런데 무엇을 가리켜 블루라이트라고 할까? 그리고 왜 블루라이트는 안 좋다고 할까? 먼저 이에 관해 설명하겠다.

눈에 보이는 빛인 가시광선은 파장에 따라 다른 색으로 보인다. 블루라이트는 가시광선(380~780나노미터) 중에서 가장 파장이 짧은 푸른 계열의 빛이다. 파장으로 말하면 380~500나노미터다. 단파장은 자외선에 가깝고 강한 에너지를 지니고 있으며 망막까지 도달하기 쉽다.

그에 비해 장파장인 따뜻한 색 계열(노란색−오렌지색−빨간색. 빨간색에 가까울수록 장파장이 된다)의 빛은 각막이나 수정체에서 흡수되기 쉬운 까닭에 망막까지는 잘 도달하지 않는 것으로 알려져 있다.

태양빛에는 모든 파장의 빛이 균등하게 들어 있다. 물론 블루라이트도 포함되어 있다. 형광등에는 차가운 색 계열과 따뜻한 색 계열인 것이 있는데, 블루라이트는 양쪽 모두에 있다. 그러나 태양빛과 형광등의 블루라이트는 그다지 나쁘게 이야기되지 않는다. 블루라이트가 끼치는 영향이 주목받게 된 시기는 LED가 널리 보급된 이후다.

높은 경제성을 무기로 급속히 보급된 LED는 LED 조명과 텔레비전의 액정 모니터, 컴퓨터의 모니터, 휴대용 게임기, 스마트폰 등 생활 속에 빠르게 침투했다. 그런데 LED의 경우는 태양빛이나 형광등처럼 폭넓은 파장의 빛이 조합된 것이 아니라 블루라이트 빛이 매우 높은 비율을 차지한다. 그리고 LED에 많이 포함된 블루라이트가 신체의 리듬에 적지 않은 영향을 끼칠 가능성이 있음이 나중에 밝혀진 것이다.

야간에 블루라이트를 대량으로 받으면 멜라놉신을 자극해서 멜라토닌의 합성과 분비를 저해할 가능성이 높은 것은 분명하다. 밤늦게까지 스마트폰을 들여다보면 잠이 안 온다고 말하는 것은 이런 이유에서다. 다만 이것이 단순히 블루라이트의 영향만이라고는 단언할 수 없다. 밤늦게까지 디지털 기기를 조작함으로써 시각과 뇌가 계속 활동하여 뇌의 과긴장 상태가 풀리지 않는다는 이유도 있다.

나는 이런 효과를 염두에 두고 사용하면 블루라이트가 나쁘지만은 않다고 생각한다. 빛을 쐬는 시간, 파장, 타이밍 등이 생체 리듬에 영향을 주지만, 그중에서도 가장 중요한 것은 빛을 쐬는 시간과 타이밍이다. 빛을 쐬는 시간에 따라 하루 주기 리듬이 늦춰지기도 하고 앞당겨지기도 한다. 이것을 '위상 반응 곡선(Phase response curve)'이라고 한다.

블루라이트를 한낮에 받으면 각성도가 높아진다. 아침 햇살을 받는 것이 좋은 이유는 체내 시계를 초기화할 수 있을 뿐만 아니라 잠에서 깨기가 쉽기 때문인데, 이것은 태양빛에 포함되어 있는 블루라이트의 효과다. 또한 낮에 햇빛을 쐬기 어려운 환경에서 많은 시간을 보낼 경우, 블루라이트가 포함된 영역의 빛을 쐬면 각성 효과가 있다. 이는 시차에 적응할 때 이용할 수도 있다. 블루라이트를 받는 타이밍을 고려하면 흐트러진 리듬을 조정하는 데 도움이 되는 것이다. 그러므로 무작정 나쁘다고만 할 수는 없다.

한편 블루라이트는 망막에 좋지 않다는 설을 둘러싸고는 의견이 나뉘는데, 눈에 나쁘다고 결론지을 수 있는 근거는 현재까지 없는 듯하다.

체온의 변화와 수면의 관계

생체 리듬과 수면을 이야기할 때 빼놓을 수 없는 것이 있다. 바로 체온 변화다. 인간은 항온동물이기에 체온이 일정하게 유지되며, 외부 기온의 영향을 잘 받지 않는다. 예를 들어 섭씨 90도가 넘는 뜨거운 사우나에 들어가더라도 체온이 급상승하지는 않는다. 인간의 몸은 지방이나 근육으로 열을 차단하며, 생명을 지속시키기 위해 몸을 안정된 상태로 유지하려고 하는 생체의 항상성이라는 기능을 갖추고 있다.

기본적으로 체온은 열 생산과 방출을 통해 조절된다. 추위를 느끼면 피부의 혈관을 수축시켜 열이 방출되는 것을 막고 체내에서 열에너지를 생산한다. 반대로 더울 때는 혈관을 확장시켜 땀을 흘림으로써 열을 내보낸다. 생명을 위험에 노출시키지 않도록 생리적으로 항상성을 유지하기 위한 시스템이 발동하는 것이다. 그러므로 건강한 상태라면 체온이 급격하게 변화하는 일은 없다.

그런데 항온동물이라고는 해도 체온은 하루 주기 리듬에 따라 미세하게 바뀐다. 밤에 자고 있을 때 가장 낮고, 눈을 떠서 활동을 개시하면 서서히 올라간다. 그리고 오후 2~3시에 하루 중 가장 높아지며, 그 뒤로 조금씩 떨어진다. 즉, 낮에는 높고 밤에는 낮다. 평균 체온은 개인마다 조금씩 다르지만, 평균적으로 0.7도 차이가 난다. 밤에 체온이 내려감으로써 졸음이 와서 잘 잘 수 있는 것이다.

이렇게 말하면 의문을 느끼는 사람도 있을 것이다. 몸이 따뜻해야 잠이 잘 온다는 이미지가 있고, 체온이 내려가면 잠이 온다는 느낌을 받은 적이 있는 사람은 거의 없지 않을까 싶다. 사실 수면의 중요한 열쇠인 체온은 체감하는 체온이 아니다. 손발의 피부 같은 몸의 표면 온도가 아니라 심부(深部) 체온이라는 몸 내부의 체온이다. 꿀잠의 비결은 바로 심부 체온에 있다.

뇌의 온도가 내려가면 잠이 온다

체온이 내려가면 잠이 온다는 것은 심부 체온의 변화를 가리킨다. 깨어나서 활동할 때 심부 온도는 몸의 피부 온도보다 일반적으로 2도 정도 높다. 그리고 이 차이는 하루 동안에도 조금씩 바뀌는데(〈그림 3-2〉), 심부 체온과 피부 온도의 변화는 반대로 움직인다. 한낮 등 심부 체온이 높을 때는 피부 등 표

〈그림 3-2〉 심부 체온과 피부 온도의 하루 변동

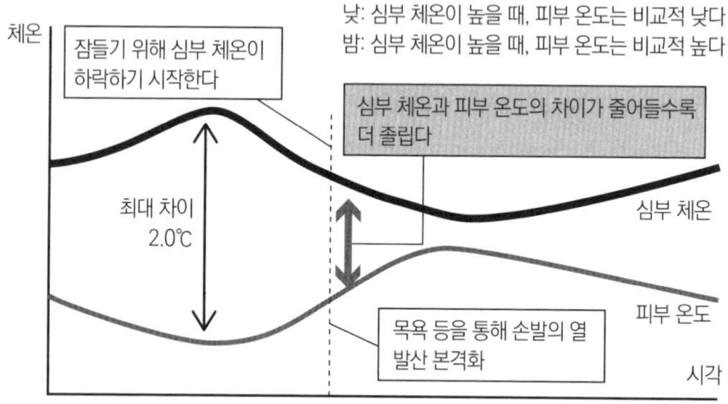

낮: 심부 체온이 높을 때, 피부 온도는 비교적 낮다
밤: 심부 체온이 높을 때, 피부 온도는 비교적 높다

잠들기 위해 심부 체온이 하락하기 시작한다

심부 체온과 피부 온도의 차이가 줄어들수록 더 졸립다

최대 차이 2.0℃

심부 체온

목욕 등을 통해 손발의 열 발산 본격화

피부 온도

시각

12:00　　　18:30　　22:00　24:00　　　6:00　　　　12:00

심부 체온이 내려갈 때는 손발의 혈액 흐름이 증가해 열 발산이 일어난다!

《스탠퍼드식 최고의 수면법》, K. Kräuchi, and A. Wirz-Justice *American Journal of Physiology—Regulatory, Integrative and Comparative Physiology* 267: 819~829, 1994.

층부의 체온이 낮고, 한밤중 등 심부 체온이 낮을 때는 반대로 표층부의 체온이 높다. 그 이유는 무엇일까?

이 메커니즘은 갓난아기나 유아를 보면 쉽게 이해할 수 있다. 졸음이 오면 아이의 손발은 매우 따뜻해지며 뺨은 홍조를 띤다. 심부 체온을 낮추기 위해 혈관을 확장시켜서 혈액의 흐름을 좋게 해 모세혈관에서 외부로 열을 내보내기 때문이다. 몸을 만지면 매우 따뜻한 이유는 피부에 심부 체온과 같은 온도의 혈액이 흐르고 있기 때문이다. 이때 심부 체온은 점점 내려간다. 아이만큼 변화가 뚜렷하게 나타나지는 않지만, 어른의 몸에서도 같은 일이 일어난다.

잠에 빠질 때는 심부 체온이 내려가고, 심부 체온이 떨어지면 뇌의 온도도 내려간다. 활발하게 활동하는 장기인 뇌에는 굵은 동맥이 들어 있다. 그래서 뇌의 온도는 심부 체온과 똑같은 변화를 보인다. 심부 체온과 뇌의 온도가 내려가면 졸음이 온다. 반대로 심부 체온과 뇌의 온도가 높은 상태이면 졸음이 잘 오지 않는다. 심부 체온과 피부 온도의 차이가 줄어들었을 때 졸음이 오기 쉽다는 실험 데이터도 있다.

다만 심부 체온을 측정하는 것은 그렇게 간단하지 않다. 직장이나 식도, 귀의 고막 등에서 측정하는 방법이 있기는 하지만, 가정에서 누구나 손쉽게 측정할 수 있는 방법은 아니다. 그래서 심부 체온을 확인하라고 말할 수 없다는 것이 안타깝다. 그래도 겨드랑이에 끼워서 측정하는 체온계를 몸에 10분 정도 확실히 밀착시키면 비교적 심부 체온에 가까운 값을 얻을 수 있다.

평소에 손쉽게 측정할 수 있는 체온과 차이를 비교해보면 좋을 것이다.

수면과 각성을 조절하는 2가지 메커니즘

이제 수면을 조절하는 메커니즘에 관해 알아보자. 수면 및 각성을 관장하는 메커니즘에는 크게 2가지가 있다. 첫째는 '생체의 항상성', 즉 몸을 일정한 상태로 유지하려는 것이다. 생존을 위해 신체의 상태와 기능을 올바르게 조절하려 하는 까닭에 일정 시간 이상 각성 상태가 유지되면 졸음이 온다. 그래서 깨어 있으면 점점 졸음이 쌓이며, 수면을 취하면 그 졸음이 방출되어 쾌적해진다. 인간은 14~16시간 정도 각성이 지속되면 수면압이 높아져서 자연스럽게 졸리기 시작하는데, 이것은 항상성에 따른 현상이다(〈그림 3-3〉 프로세스 S).

둘째는 '하루 주기 리듬', 즉 하루 중 변동의 리듬이다. 체온

〈그림 3-3〉 수면의 조절에는 항상성(S)과 하루 주기 리듬(C)이 중요하다

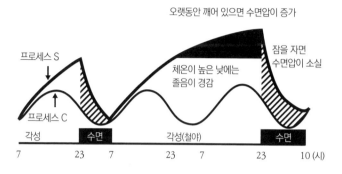

오랫동안 깨어 있으면 수면압이 증가

프로세스 S

프로세스 C

체온이 높은 낮에는
졸음이 경감

잠을 자면
수면압이 소실

각성 　　수면 　　각성(철야) 　　수면

7　　23　　7　　23　　7　　23　　10 (시)

Borbély, A.A., *Two process model of sleep regulation*. Hum. Neurobiol., 1982. 1: p. 195~204.

이 내려가면 졸음이 오는데, 심부 체온의 변동은 대표적인 하루 주기다(〈그림 3-3〉 아래쪽. 프로세스 C). 앞에서 이야기했듯이, 심부 체온은 낮에 높으며 잠을 자는 동안 낮아져서 새벽 3시경에 최저가 된다. 밤을 새울 때 졸음을 참기가 가장 힘든 시간대가 새벽 3시경인데, 이 고비를 넘기면 그다지 졸립지 않은 것을 경험했을 것이다(〈그림 3-3〉 오른쪽). 그 이유는 아침이 되면 체온이 상승하기 시작하고 활동 호르몬인 코르티솔도 분비됨에 따라 몸속의 활동 리듬이 졸음에 저항하기 때문이다. 그래서 졸음에 대한 자각이 오히려 약해지는데, 이것은 하루 주기 리듬에 따른 현상이다. 이와 같이 하루를 주기로 변동하는 하

루 주기 리듬이 있으며, 심부 체온의 리듬은 그중에서도 가장 강력하고 안정적이다.

스위스의 수면 연구자인 보르벨리(Alexander A. Borbély)는 이 두 가지 수면·각성 조절 메커니즘을 모식화하여 투 프로세스 모델(Two process model)이라고 했다. 본래 항상성과 하루 주기 리듬은 환경의 변화와 지구의 자전에 대응하는 각기 다른 적응 메커니즘인데, 이 두 가지가 수면을 조절하는 것이다. 그리고 어떤 이유로 둘 중 하나 혹은 모두가 저해되면 수면장애가 발생한다.

또한 심부 체온은 생산성과 상관성이 높아서, 낮에 체온이 높을 때 최고의 생산성을 발휘한다. 〈그림 3-4〉는 심부 체온과 생산성의 상관관계를 나타낸 그래프로, 태블릿에 도형이 표시될 때 버튼을 누르는 반응 시간의 변화와 심부 체온의 변화를 24시간에 걸쳐 조사한 것이다. 일반적으로는 취침 중인 새벽 3시경에 체온이 가장 낮아지는데, 반응 속도도 이 시간대 전후로 현저하게 저하되었다. 아무리 밤을 새워서 열심히 일해도 최적의 생산성을 유지하기는 어렵다는 말이다. 시차 부적응역시 체온과 생산성의 관계로 설명할 수 있다.

〈그림 3-4〉심부 체온과 생산성은 상관성이 높다

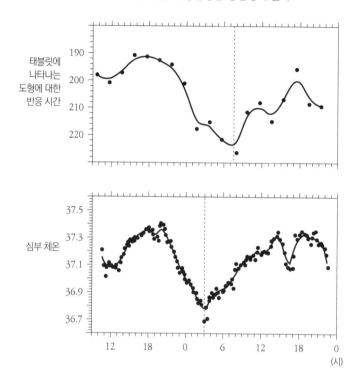

Van Dongen, H.P.A. and Dinges, D.F. *Circadian rhythms in sleepiness, alertness, and performance, in Principles and Practice of Sleep Medicine. 4th ed.*, Kryger, M.H. Roth, T. and Dement, W.C. Editors. 2005, Elsevier Saunders: Philadelphia. p. 435~443.

하루 주기 리듬 수면장애가 증가하고 있다

다시 체내 시계와 하루 주기 리듬의 이야기로 돌아가자. 앞에서도 말했지만, 인간의 평균적인 하루 주기 리듬은 24.2시간이라, 대부분의 사람은 그대로 놔두면 매일 조금씩 시간이 뒤로 밀린다. 그래서 매일 체내 시계를 조절하면서 사회적인 생활을 영위하고 있다.

그런데 체내 시계의 조절이 제대로 되지 않으면 어떤 일이 일어날까? 체내 시계가 흐트러지면 불면 등의 수면장애가 생길 뿐 아니라 호르몬의 균형이나 자율신경의 활동에도 영향을 끼친다. 신체에 이상이 나타나며, 식욕 부진이나 의욕 감퇴를 일으키거나 우울증의 원인이 되기도 한다. 체내 시계의 주기를 일반적인 24시간 주기에 맞추지 못하면 학교나 회사에 다니기도 어려워진다. 사회에 적응하기 어려워지는 것이다. 이런 리듬의 흐트러짐을 하루 주기 리듬 수면장애라고 하며, 구체적으로는 다음과 같은 증상이 나타난다.

1) 리듬이 뒤로 밀리는 수면위상지연증후군

밤이 깊어도 좀처럼 잠이 들지 않아 올빼미형 생활을 하게 되고, 그 결과 수면 시간이 뒤로 밀려나며 기상 시각도 늦어진다. 총 수면 시간이나 수면의 패턴은 정상이지만, 취침 시각이 오전 3~6시인 까닭에 오전 11시~오후 2시에 일어나게 된다.

사춘기부터 청년기에 많이 나타나며, 아침에 일어나지 못해서 지각이나 결석이 늘어나고 부등교의 원인이 되기도 한다. 최근 들어 중학생과 고등학생에게 크게 늘고 있다. 체온 변동이나 멜라토닌 또는 코르티솔 등 리듬의 지표가 되는 호르몬의 분비에도 영향을 끼치며, 자율신경의 혼란으로 이어질 가능성이 높다고 지적되고 있다.

2) 리듬이 앞당겨지는 수면위상전진증후군

지연증후군과는 반대로 수면 시간이 앞당겨져서 저녁 무렵부터 졸음을 느끼며 심야에 깨어나는 경우다. 쥐는 체내 리듬이 24시간보다 짧은 경우가 많지만, 인간의 경우는 24시간보다 조금 긴 것이 일반적이기 때문에 리듬이 앞당겨지는 사람은 적다고 알려져 있다. 다만 고령이 되면 앞당겨지는 경향이 나타나기 쉽다.

수면위상지연증후군에 비하면 심각도는 낮지만, 직장인이라면 근무 시간에 졸음이 몰려와 집중력이 떨어지거나 실수를 저지르는 등 업무에 지장을 초래할 위험이 높아진다.

3) 매일 조금씩 어긋나는 비24시간형 수면각성증후군(프리 러닝)

지연증후군, 전진증후군의 경우는 일반적인 수면 시간대에서 벗어나기는 해도 취침과 기상 시각이 대체로 일정하며 그 리듬이 반복된다. 그에 비해 비24시간형의 경우는 수면 및 각성의 시간대가 매일 1시간 정도씩 계속 늦춰진다. 요컨대 24시간 주기와는 전혀 다른 주기가 되는 것이다. 그래서 '비동조형' 또는 '프리 러닝'이라고도 한다.

예를 들어, 망막에 원인이 있어서 빛을 감지하지 못하는 시각장애인은 리듬의 이상이 동반되는 경우가 많기 때문에 적극적으로 24시간의 리듬을 의식하지 않으면 생활 리듬이 비24시간형이 되는 일이 종종 있다.

또한 시각장애가 없더라도 망막의 광수용체에서 광 입력에 전달 장애가 일어나면 프리 러닝이 되는 것으로 생각되고 있다.

수면장애, 생체 리듬이 원인이다

연구자 중에는 비24시간형인 사람을 종종 볼 수 있다. 연구실에 오는 시각이 매일 조금씩 늦어지다가 어느 순간 모습을 볼 수 없다가, 또 어느 정도 시간이 지나면 다시 아침부터 나온다. 스스로 실험 계획을 짜는 연구자는 시간적으로 자유롭기 때문에 상관이 없지만, 일반 직장에서 근무하는 사람이라면 이렇게 생활하기는 상당히 어려울 것이다.

또한 수면위상지연증후군의 경우에는 늦게 자고 늦게 일어나는 수면 패턴을 유지할 수 있다면 안정적으로 수면을 취할 수 있지만, 학교나 회사 등의 일반적인 규범에 맞추려 하면 잠에 들기도 어렵고, 깨어나기도 힘들다.

하루 주기 리듬 수면장애의 문제점은 체내 리듬이 흐트러진 것이 원인임을 깨닫기가 어렵다는 것이다. 밤늦게까지 잠이 오지 않거나 이른 아침에 깨어나면 불면을 강하게 느낀다. 지연증후군인 사람은 잠이 들면 장시간 수면을 취하는 경향이 있어서 오후까지 자는 일도 드물지 않은데, 그러면 과수면이 아닌지 의심하게 된다. 또한 아침에 정해진 시각에 일어나지 못해 주위 사람들에게 성실하지 못하다거나 노력하지 않는다는 말을 듣기 쉽다. 그러나 이런 장애는 유전적인 부분도 많기 때문에 성격이나 노력의 문제라고만 보기는 어렵다.

하루 주기 리듬이 흐트러진 것이 원인임을 알면 치료법을 찾을 수 있지만, 생활 태도가 원인이라고 생각하기 쉬운 까닭에 정확히 진단과 치료를 하지 못한 채 괴로워하는 사람이 많은 듯하다. 유전적인 요인이 있든 없든, 기본적으로는 규칙적인 생활을 하는 것이 예방이 된다.

참고로 시차 부적응(시차증후군)이나 교대 근무 종사자의 컨디션 불량(교대 근무 수면장애)도 하루 주기 리듬 수면장애다. 체온 같은 체내의 리듬과 수면·각성 등의 생활 리듬이 일치하지 않는 것(탈동조)이 원인으로, 자율신경이나 호르몬 균형에 변화가 일어나 몸 상태의 이상 또는 생산력의 저하가 발생하는 것이다.

교대 근무 혹은 시차 등으로 생활 리듬과 체온 등의 생체 리듬이 어긋나는 것을 '외적 탈동조', 각종 원인으로 신체 내부의 여러 리듬이 서로 어긋나는 것을 '내적 탈동조'라고 한다.

빛, 식사, 운동으로 리듬을 조정한다

앞에서도 이야기했듯이, 리듬을 좌우하는 가장 중요한 인자는 빛이다. 오전 중 특히 아침에 강한 빛을 쐬면 체내 시계가 빨라진다. 그러므로 지연증후군인 사람은 아침부터 오전에 걸쳐 빛을 쐬는 것이 좋다. 반대로 전진증후군인 사람은 저녁 이후에 강한 빛을 쐬면 리듬을 늦출 수 있다.

높은 조도의 빛을 매일 정기적으로 쬐어 리듬을 조절하는 치료법도 있다. 체내 시계의 리듬을 변화시키는 데 필요한 빛은 2,500럭스 이상으로 알려져 있는데, 같은 조도의 형광등이나 LED 등의 빛을 매일 쬐는 것이다.

수면 리듬은 여름과 겨울이 다르다. 여름이 되면 일찍 일어날 때가 많고, 겨울이 되면 가급적 늦게까지 자고 싶어진다. 이것은 자연스러운 리듬이다. 그러나 여름과 겨울의 일조 시간이 극단적으로 달라지는 지역에서는 계절의 변화가 수면뿐만 아니라 건강과 컨디션을 크게 무너뜨리기도 한다. 위도가 높은 북극권 근처에서는 겨울이 되어 밤이 극단적으로 길어지는 백야가 계속되면 '계절성 정동 장애'라고 부르는 우울 증상에 빠지는 사람이 많다고 한다. 또 그런 사람들이 매일 2시간 정도 높은 조도의 빛을 쬐자 수면장애뿐만 아니라 우울 증상이 개선되었다는 보고도 있다.

최근에는 푸른색 빛이 리듬의 조절에 효과적이라는 사실이 밝혀짐에 따라 조도와 시간을 줄일 수 있게 되었으며, 빛의 확산 반사를 이용함으로써 광원 앞에 장시간 앉아 있을 필요도 없어졌다. 현재 이처럼 새로운 치료법이 다양한 곳에서 활용되고 있다.

식사도 체내 시계의 리듬을 조절하기 위해 중요한 요소 중

하나다. 특히 아침 식사는 체내 시계를 조정하는 데 필수 조건이다. 시교차상핵에 있는 체내 시계는 빛을 감지하면 능동적으로 초기화하지만, 시교차상핵의 지령을 받는 신체 각 부분의 체내 시계는 수동적이다. 섭식 행동은 수동적이면서도 시동이 늦게 걸리는 체내 시계를 활성화시키는 효과가 있다. 입에 넣고 씹고 삼키는 운동 자체가 몸을 각성시켜서 아침이 됐으니 활동을 시작하자는 신호가 되는 것이다.

음식을 씹는 행위는 뇌를 자극시킨다. 식도, 위, 장 등의 장기도 활동 상태로 들어간다. 영양이 보급됨으로써 체온이 높아지면서 활동을 개시할 준비가 갖춰진다. 아침 식사를 하지 않으면 몸이 깨어나지 않는다. 아침 식사는 몸의 자명종 시계라는 의미도 있는 것이다.

세 번째는 운동이다. 낮에 몸을 적당히 움직여서 활동량을 높이는 것은 수면의 질을 높이기 위해서도, 리듬을 바로잡기 위해서도 중요하다. 운동을 하면 에너지를 방출시켜서 피곤해지므로 졸음이 오기 쉬워진다.

현대인의 업무는 뇌를 혹사시키는 반면, 몸은 그다지 사용하지 않는다. 뇌는 피로를 느끼지만 몸은 그다지 에너지를 사용하지 않기 때문에 대사 균형이 무너진다. 낮에 활발하게 활동하지 않으면 몸은 수면을 포함해서 휴식 모드에 들어가려 하지 않는다. 알기 쉬운 예가 방에 틀어박혀서 하루 종일 게임하는 상황이다. 뇌, 시각, 손은 활발하게 움직일지 모르지만 몸의 에너지를 연소시키지는 않는다. 그러므로 밤이 되어도 잠이 들지 않는다.

밤에 잠들지 못하는 것은 낮 동안의 운동량과도 관계가 있다. 좀 더 정확히 말하면 그 시작은 아침부터다. 아침에 신체 내부의 체내 시계를 확실히 깨우고, 낮에는 활동량을 높이는 생활 패턴으로 바꿔나가야 한다. 고령자도 마찬가지다. 낮과 밤의 활동의 강약을 조절하는 것이 중요하며, 낮에 충분히 활동할 때 질 높은 수면을 취할 수 있다.

체내 시계를 바로잡기 위한 7가지 습관

인간은 항상성의 생물이므로, 해가 뜨면 뇌와 몸이 활동을 시작하고 해가 지고 밤이 찾아오면 졸음이 온다. 햇빛을 기준으로 한 리듬에 맞춰서 생활하는 것이 병의 위험도 줄일 수 있고, 생존에 도움이 된다. 생물로서 중요한 리듬이기에 확고하며 탈동조가 잘 일어나지 않는다.

생체가 지닌 리듬을 잘 유지하면서 사회생활에 적응하려면 절도 있게 생활하는 것이 매우 중요하다. 그래서 규칙적인 생활이 중요한 것이다. 그러면 체내 시계를 바로잡기 위해 반드시 들여야 할 습관을 정리해보자.

1) 일정한 시각에 일어난다

그냥 놔두면 인간의 체내 시계는 계속 뒤로 밀려나기 쉬운데, 시계를 앞당기는 것이 늦추는 것보다 어렵다. 주말에는 늦게까지 자는 사람이 많을 텐데, 주말에 늦게 일어나면 월요일에 기상 리듬을 원래대로 되돌리지 못하는 월요병을 일으키기 쉽다. 월요일 아침에 가벼운 시차 부적응 비슷한 상태에 빠지는 것이다.

주말에 오래 자야겠다면 일찍 잠자리에 들어서 같은 시각에 일어나는 편이 좋다. 휴일에도 평일과 같은 시각에 일어나도록 의식하자.

2) 아침에 일어나면 아침 햇살을 받는다

아침 햇살은 가장 좋은 자명종이다. 최대한 많이 쐬자. 최근에는 침실에 암막 커튼을 설치하는 가정도 많은데, 아침에 커튼을 활짝 젖혀서 햇살이 들어오게 함으로써 체내 시계를 바로잡아야 한다.

다만, 수면 시간이 앞으로 당겨지는 증상으로 일상생활에 지장이 있거나 아침 일찍 눈이 뜨여 곤란한 고령자 등은 기상 직후에 너무 강한 빛을 쐬지 않는 편이 좋다.

3) 아침 식사를 한다

아침 식사에는 체내 시계의 초기화라는 의미도 있음을 잊지 말자. 또한 아침 식사는 비만 예방도 된다. 실험 결과, 아침밥을 먹지 않은 쥐가 비만에 걸릴 가능성이 높았다는 보고도 있다.

4) 낮에는 충분히 활동한다

운동 및 활동 부족은 체내 시계를 흐트러뜨린다. 적당한 운동으로 피로감을 맛볼 필요도 있다. 특히 고령자는 점점 활동 범위가 좁아지는데, 낮에 밖에서 활동하기보다 실내에 앉거나 누워 있으려고만 하면 밤에 더욱 잠이 오지 않는다. 낮에는 햇빛이 들어오는 곳에서 몸을 움직이자.

5) 체온 변화를 의식한다

체온이 내려가는 시간대가 잠들기 좋은 타이밍이다. 심부 체온을 측정하기는 쉽지 않지만, 평소에 체온을 확인하려 노력하면 몸의 리듬을 파악하기가 수월해진다.

특히 입욕은 체온을 변화시키는 중요한 요소다. 뜨거운 물에 몸을 담갔을 때와 미지근한 물에 몸을 담갔을 때, 샤워만 했을 때 체온이 어떻게 변하고 잠이 얼마나 잘 오는지 파악해놓으면 수면을 조절하기가 쉽다.

6) 밤에는 가급적 강한 빛을 쐬지 않는다

현대 사회에서는 밤에 빛을 쐬지 않기가 더 어렵지만, 인공적인 빛 때문에 멜라토닌의 합성이 방해받지 않도록 신경쓰자. 이를테면 밤늦게까지 컴퓨터나 스마트폰, 휴대용 게임기를 사용하지 않는 것이다.

또한 잘 때는 조명을 켜두지 말고 방을 어둡게 하는 편이 좋다. 일반적인 침대등(10럭스 정도)도 멜라토닌의 합성을 방해하는 것으로 보인다.

7) 규칙적인 생활을 의식화한다

불규칙한 생활 습관은 하루 주기 리듬 수면장애를 더욱 심각하게 만들 수 있다. 규칙적인 생활이 중요하다고 하면 당연한 말이라고 생각하겠지만, 해가 뜨면 일어나고 해가 지면 자는 생활을 하지 않는 현대인은 리듬을 바로잡기 위해 그 당연한 일을 의식적으로 할 필요가 있다.

생체 리듬을 바로잡으면 수면은 극적으로 변화한다.

4장

업무 시간 중 졸음의 무서운 위험성

'불면'과 '과면'은 동전의 앞뒷면과 같다

간혹 낮에 강렬한 졸음이 엄습한다. 컴퓨터 작업 혹은 회의 중에 일순간 의식이 멀어지는 듯한 감각이 느껴져 깜짝 놀란 적이 있는 사람도 많을 것이다. 수 초, 때로는 1초도 되지 않는 사이에 순간적인 의식 탈락 상태가 일어나는 것을 미세수면이라고 한다. 뇌가 수면 상태에 들어가는 것이다. 이 역시 만성적인 수면 부족, 수면 부채와 큰 관련이 있는 현상으로 생각된다.

그러나 반드시 잠이 모자란 탓이라고 할 수는 없다. 나름 충분한 시간을 자고 있지만 한밤중에 몇 번씩 잠에서 깨는 등 수면 중에 일어난 일로 인해 수면의 질이 나빠지는 경우도 있기 때문이다. 그리고 수면의 질을 떨어뜨리는 증상이 만성화되면 수면장애가 된다. 최근 크게 증가하고 있어 '21세기 국민병'이라는 말까지 나오고 있는 수면무호흡증후군도 그중 하나다. 수면 시 호흡 장애의 일종으로 자는 중에 종종 호흡이 멈추는 것인데, 이때 각성 반응이 나타난다. 그래서 수면의 질이 떨어지지만, 당사자는 호흡이 멈췄음을 자각하지 못하는 경우가 많으며 몇 번씩 각성했다는 것도 모른다. 일상적으로 느끼는 증상은 주로 낮 동안의 졸음이다. 이렇게 자기 자신은 깨닫지 못하는 병일 가능성도 있는 것이다.

혹은 발병 빈도는 낮지만 기면증이나 특발성 과면증처럼 뇌의 각성 시스템에 문제가 생겨서 과면, 경면(의식이 사라져가는 첫 단계. 꾸벅꾸벅 조는 상태—옮긴이) 증상이 나타나는 경우도 있다.

잠을 제대로 자지 못하는 것을 일반적으로 불면증이라고 하는데, 사실 불면과 과면은 동전의 양면과 같은 관계다. 불면이 있으면 과면도 나타나기 쉬워지는데, 그 이유는 다양하다. 고작 잠깐 졸린 것뿐이라고 생각할지도 모르지만 생산력을 저하시키는 원흉이 되어 막대한 마이너스 효과를 불러온다.

이 장에서는 수면장애와 연결시켜 깨어 있을 때 생산성을 높이는 방법에 관해 이야기하려 한다.

수면무호흡증후군의 위험성

일본에서 수면 전문 클리닉을 운영하고 있는 의사들에 의하면, 환자의 70~80%가 수면무호흡증후군이라고 한다. 의료 기관에 가지 않는 잠재적 환자의 수가 어느 정도인지는 파악이 불가능하지만, 지금 일본에서 수면무호흡증후군의 치료가 필요한 사람은 300만 명 이상이 아닐까 추측하고 있다. 그야말로 국민병, 현대병이다.

각성이 빈번하게 나타나는 탓에 깊은 수면을 지속적으로 취하지 못하는 것이 원인이 되어 낮에 강한 졸음이나 미세수면 등이 나타난다. 또한 수면 주기가 흐트러지고 자율신경, 호르몬, 면역 등에 혼란이 일어난다. 고혈압이나 당뇨병 등의 생활습관병으로 발전하기 쉬우며, 증상이 심해지면 관상동맥 질환, 뇌혈관 장애가 나타날 위험성도 커진다. 생명을 위협하는 심근경색, 뇌출혈, 뇌경색 등의 위험이 일반인보다 2~4배 높은 것으로 보이며, 치료하지 않고 방치하면 8년 안에 약 40%가 사망한다는 충격적인 데이터도 있을 만큼 무서운 병이다. 자각이 없는 탓에 치료를 받지 않고 방치하는 사람도 상당히 많을 것으로 보인다. 그만큼 건강 수명에 심각한 영향을 끼치는 병이다.

캐나다에서는 수면무호흡증후군인 사람이 진단과 적절한 치료를 받으면 개인의 연간 의료비 총액이 절반으로 들어든다는 통계 데이터도 발표했다. 그만큼 다양한 질병을 유발하는 원인이 된다는 말이다.

수면무호흡증후군은 어떻게 진단할까? 10초 동안 호흡 정지가 있을 때 이것을 1회로 계산하여 1시간 동안 호흡 정지가 몇 회 있는지 조사하고, 여기에 호흡이 멈추지는 않는 저호흡도 추가한다. 그 결과 호흡 장애가 1시간에 5~15회 정도이면 경증으로, 경계선 이내다. 한편 15회 이상이면 중증의 수면장애로, 치료할 필요가 있다. 1시간에 15회 이상 호흡이 멈춘다는 말은 자신도 모르게 각성하는 빈도가 4분에 1회 정도라는 뜻이다. 그만큼 수면이 저해되면 여러 가지 폐해가 나타나는 것도 당연하다.

수면무호흡증후군인 사람은 코를 심하게 고는 경우가 많다. 이것은 기도가 좁아진 것과 관계가 있다. 또한 호흡이 잠시 멈춘 뒤에 "하아" 하고 크게 한숨을 쉴 때도 많다. 이런 모습을 보고 수면무호흡증후군이 아닐까 걱정한 가족이 본인에게 알려서 진찰을 받으러 가는 경우가 많다.

서양에서는 비만인 남성에게 많다는 보고가 있지만, 일본의 경우는 살이 찌지 않은 사람이나 여성 또는 아동에게서도 발견되고 있다. 이것은 아시아계 인종의 골격이 서양인보다 아래턱이 작고 안으로 들어가 있어서 기도가 원래부터 좁기 때문이라고 생각된다. 일본인은 골격 구조상으로도 기도가 좁아지기 쉬워서 수면무호흡증후군에 걸리기 쉽다. 또한 고령자는 심부전 등으로 수면무호흡증후군이 나타날 때도 있다.

경증일 경우는 마우스피스를 착용해서 기도를 넓혀 치료할 수 있다. 한편 중증 이상으로 진행되면 CPAP(지속적 기도 양압 요법)라는 치료를 하게 된다. 산소마스크를 착용해서 공기를 코에서 기도로 불어넣음으로써 수면 무호흡 상태를 방지하는 것이다. 치료라고는 하지만 수면무호흡증후군을 고칠 수 있는 것은 아니며, 양압으로 호흡을 보조함으로써 호흡 상태를 개선시켜 수면의 질을 높인다. 일단 시작하면 장기적으로 꾸준히 해야 한다.

사회문제가 된 수면장애

일본에서 수면무호흡증후군에 주목하게 된 계기는 어느 졸음운전 사고였다. 2003년, JR 서일본의 산요신칸센 기관사가 졸음운전을 했다는 보도가 있었다. 기관사가 약 8분에 걸쳐 조는 사이 열차는 자동 운전으로 주행했는데, 오카야마 역에 도착하기 직전에 자동 제어 장치가 작동해 정지한 덕분에 부상자가 발생하는 사고는 피할 수 있었다. 그리고 이 기관사가 수면무호흡증후군 때문에 졸게 되었다는 사실이 밝혀지면서 화제가 되었다.

그 후 고속도로의 교통사고를 조사한 결과, 사고를 일으킨 버스, 트럭, 트레일러 운전사가 수면무호흡증후군 환자였음이 판명되는 사례가 늘어났다. 2012년에 간에쓰 자동차도로를 주행하던 관광버스가 방음벽에 충돌해 45명이 죽거나 다쳤던 사고도 수면무호흡증후군이 있는 운전사가 졸음운전을 했기 때문인 것으로 확인되었다.

수면 부채라는 말을 퍼뜨려 수면 부족에 경종을 울린 디멘트 교수는 일찍부터 이 문제를 지적해왔다. 미국에서는 장거리 트럭 운전사 중에 수면무호흡증후군 환자가 많아서 졸음운전을 하다가 사고를 일으키는 사례가 많았던 것이다. 화물 운송의 주역을 담당하는 장거리 트럭의 운전사는 때로 밤새 운전을 해야 하는 등 근무 시간이 불규칙할 때가 많아서 수면·각성의 리듬이 흐트러지기 쉬울 뿐만 아니라 수면 부족이 만성적으로 쌓인다. 디멘트 교수는 그로 인한 빈번한 졸음운전이 중대한 사고를 초래한다며, 교통 근무 종사자의 수면 문제에 목소리를 높였던 것이다.

그로부터 10년 후, 일본에서도 장거리 트럭 운전사나 심야 버스 운전사의 졸음운전 사고가 눈에 띄게 증가하면서 불규칙한 근무 체제에 따른 만성적인 수면 부족 문제가 새롭게 조명받게 되었다.

교통사고뿐만 아니라 교대 근무가 일상적인 공장이나 병원에서도 여러 가지 산업 사고, 의료 사고가 발생할 가능성이 높은데, 일본에서는 그런 데이터를 표면화하기가 어려운 것이 현실이다.

수면장애에 따른 경제적 손실

수면무호흡증후군이라는 병이 특정되기 시작한 시기는 1990년대 이후이지만, 역사를 거슬러 올라가면 중대한 산업 사고의 이면에는 현장 작업원의 수면 부족이 있었다. 1986년에 일어난 체르노빌 원자력 사고의 경우에는 여러 가지 설이 있는데, 현지 시각으로 심야에 일어났기 때문에 교대 근무를 하던 작업원의 조작 실수에서 비롯되었다는 이야기도 있다.

한편 미국에서는 1986년에 우주 왕복선 챌린저호의 폭발 사건이 있었고, 1989년에는 알래스카 앞바다에서 유조선이 좌초해 대량의 원유가 유출되는 사고가 일어났는데, 두 사고 모두 직원의 수면 부족이 원인으로 알려졌다.

챌린저호 사고에 관해서는 매우 두껍고 상세한 원인 규명 보고서가 작성되었다. 발사 당일, 플로리다는 이례적으로 추운 날씨였다고 한다. 그래서 일부 직원이 연료를 주입하는 파이프의 연결 부분인 O링의 내구성을 걱정했다. 그러나 최종 회의에서 결국 발사가 결정되었는데, 회의에 참가한 직원 십 수 명은 며칠 동안 제대로 잠을 자지 못한 상황이었다. 이와 관련해 보고서에서는 수면 부족이 잘못된 판단을 하게 된 요인 중 하나였다고 지적했다.

세계적으로 화제가 된 산업 사고들을 계기로 미국에서는 1990년대부터 수면 부족이 초래하는 판단력·집중력의 결여와 작업 효율의 저하에 대해 관심이 높아졌다. 미국 의회의 요청으로 미국의 수면장애 실태를 조사한 디멘트 교수는 약 2년에 걸쳐 미국 전역을 돌아다니며 매주 공청회를 열고 그 결과를 정리했다. 그리고 수면장애를 방치·경시한 탓에 발생하는 경제적 손실은 산업 사고 등을 포함해서 연간 700억 달러(당시의 환율로 환산하면 약 16조 엔)에 달한다는 추정 결과를 제시했다. 이는 미국국립위생연구소 내에 수면연구소가 설립되는 계기가 되었다.

그로부터 10년 뒤, 일본에서도 이러한 문제의식이 확산되었다. 2006년에 일본 대학 의학부의 우치야마 마코토(內山真) 교수는 일본에서 수면장애로 연간 3조 5,000억 엔 정도의 경제 손실이 발생하고 있다고 계산했다. 또한 2016년에 미국의 싱크탱크인 랜드 연구소가 발표한 바에 따르면, 수면장애가 일본에 가져오는 경제 손실의 규모는 연간 15조 엔에 이른다고 한다.

수면 부족으로 타격을 받는 것은 개인의 생활만이 아니다. 더 넓은 시야로 바라보면 기업이나 사회에도 매우 큰 손실을 입히는 셈이다.

교대 근무자의 건강 문제

현재 일본에는 교대 근무로 일하는 사람의 비율이 30%에 이른다고 하는데, 대부분이 수면장애, 어지럼증, 소화기관 이상, 근무 시간 중 졸음, 권태감 같은 문제를 안고 있다고 한다.

교대 근무에 동반되는 컨디션 불량도 하루 주기 리듬 수면장애의 일종이다. 다만 교대 근무에는 다양한 근무 체계가 있으며, 산업에 따른 특징도 있다. 2교대나 3교대 등 근무 방식에 따라 차이는 있지만, 일반적으로 한 달에 5~8회(일주일에 1~2회) 정도는 야근을 한다.

응급 지정 병원이나 입원 환자가 있는 병원의 경우, 간호 부문은 낮 근무·저녁 근무·밤 근무의 3교대제이고, 의사, 약제부, 검사 분야는 숙직 근무가 많다. 소방서나 경찰서(파출소), 시설 경비 부문 등은 언제 발생할지 모르는 화재·사고·사건에 대비해 담당자가 24시간 대기한다. 그래서 소방서와 경찰서에서는

2부 혹은 3부 근무를 하는데, 간호 등의 근무 체계와는 완전히 다르다. 한편 자동차 제조업의 경우는 주야 2교대(연속 2교대 근무)를 1~2주간 교대로 실시하는 곳도 있다.

이러한 2교대제의 이점으로는 심야 근무 수당을 절약할 수 있다는 점, 수요의 변동을 잔업(최대 3시간×2)으로 감당할 수 있다는 점 등이 있다. 그러나 이것은 어디까지나 직원의 건강 문제를 도외시하고 가시적인 경제성만을 중시한 근무 체계다. 1~2주간 연속 2교대 근무는 건강이나 노동 생산성을 저하시켜 경제성의 측면에서도 부정적인 영향을 끼칠 가능성이 높기 때문에 앞으로 재검토해야 할 것이다.

신체의 리듬에 맞지 않는 시간대에 근무하면서도 각성도를 높여서 생산성을 향상시키려면 어떻게 해야 할까? 교대 근무를 하는 현장 중에 그 대책으로 '광요법'을 활용하는 곳이 있다. 예를 들어 야간에 근무하는 직장에서 높은 조도의 조명, 특히 블루라이트를 사용하면 멜라토닌의 분비가 억제되어 졸리지 않게 된다. 야구장의 야간 조명을 떠올리면 이해하는 데 도움이 될 것이다. 야구장의 야간 조명은 매우 밝게 느껴진다. 어두우면 플레이를 하는 선수는 물론이고 관중도 기분이 고양되지 않는다. 그 휘황찬란한 조명에는 생산성을 높이는 효과가 있는 것이다.

몸이 본래 갖고 있는 리듬을 생각하면 밤에 블루라이트를 쐬는 것이 좋다고는 말할 수 없다. 다만 현대 사회에서 교대 근무를 전혀 하지 않는 것은 불가능하다. 교대 근무로 야간에도 일을 할 수밖에 없다면, 졸음이 와서 자신도 모르게 실수를 저지를 수 있는 환경보다는 졸리지 않고 맑은 의식을 유지하기 쉬운 환경을 만들어야 할 것이다.

다만, 이 경우 아침에 일을 마친 뒤 아침 햇살을 받으면 체내 시계가 혼란을 일으켜 잠을 잘 수 없게 된다. 그래서 어느 사무실에서는 야간 근무를 마친 사람들에게 낮 동안 실내를 의식적으로 어둡게 해서 지내도록 했더니 수면이 개선되었다고 한다. 생체 리듬을 거스르는 일이기는 하지만 체내 시계의 낮밤을 완전히 역전시키는 것이다. 몸에는 순응성이 있어서, 밤낮이 뒤바뀐 생활도 규칙적으로 해서 새로운 리듬을 확립하면 잠도 제대로 잘 수 있으며 깨어 있을 때 업무 효율이 떨어지는 일도 없다.

교대 근무자의 건강관리

생물은 이런저런 원인으로 생체 리듬이 흐트러져서 탈동조가 일어나도 이것을 다시 동조시키는 기능을 갖추고 있다. 항상성이라는 기능이 새로운 환경에 어떻게든 순응하게 만드는 것이다.

이 기능을 이용하는 방법도 있다. 예를 들어 병원의 간호직 같은 낮 근무·저녁 근무·밤 근무의 3교대제는 체내 시계를 늦춰야 순응하기가 쉬우므로 낮 근무→저녁 근무→밤 근무의 순서로 근무표를 짜서 며칠 간격으로 교대하면 비교적 동조시키기 쉽다. 그러나 제조업처럼 주야 2교대를 2주씩 실시하는 교대 근무 방식의 경우는 리듬이 동조되어서 몸이 익숙해질 만한 순간에 다시 탈동조가 일어난다. 한편 이틀 야근을 하고 하루를 쉰 다음 낮 근무를 하는 식으로 단기간에 시간대를 크게 바꾸는 교대 근무 방식은 몸이 대응하기 힘들기는 하지만 탈동조 기간 자체는 길지 않다.

탈동조에 대한 수용성, 순응성에는 당연히 개인차가 있다. 재동조의 난이도는 사람마다 다르다. 무리하게 교대 근무를 계속하면 몸과 마음에 부담이 와서 쉽게 지치며 실수도 늘어난다. 교대 근무자가 암, 당뇨병 등의 생활습관병, 우울증 등의 정신 질환에 걸릴 위험성이 높다는 사실은 후생노동성의 자료만 봐도 확연히 드러난다.

교대 근무자의 건강 문제가 화제에 오른 현재의 상황에서,

직원의 건강관리에 얼마만큼 신경을 쓰는지는 그 조직의 체제를 보여주는 거울이라고도 할 수 있다.

교대 근무로 인한 고질적인 불면 증상에 시달리다 못해 수면제를 복용하는 사람도 있는데, 약의 복용은 그다지 권하지 않는다. 수면제에 관해서는 8장에서 자세히 이야기하겠지만, 진정형 수면제에는 부작용이 있어서 일상생활과 QOL(Quality of Life, 삶의 질)에 큰 영향을 미치기 때문이다.

시차 적응을 잘하는 비결

시차 부적응도 외적인 요인으로 인해 신체의 리듬에 내적 탈동조가 일어난 것이 원인이다.

신체의 순응성을 보여주는 다음과 같은 실험이 있다. 생쥐나 집쥐는 야행성이어서 밤에 활동성이 높으며 낮에는 휴식한다. 그런데 낮에는 등을 끄고 밤에는 등을 켜서 갑자기 밤낮을 역전시키면 어떻게 될까?

최종적으로는 새로운 빛의 주기에 동조한다. 다만 체내 시계는 하루에 1시간씩만 새로운 주기에 동조할 수 있다. 따라서 6시간이 어긋났다면 새로운 빛 주기에 동조하는 데 6일이 걸린다.

이것은 인간의 신체도 마찬가지다. 하루에 1시간씩만 조절할 수 있는데 갑자기 현지 시각에 맞춰야 하면 시차 부적응이 일어나, 불면이나 졸음, 권태감, 그 밖의 컨디션 이상이 발생하게 된다.

예를 들어 샌프란시스코와 도쿄의 시차는 17시간이다. 서머타임 때문에 여름철과 겨울철에 1시간 차이가 나지만 어쨌든 도쿄의 시간이 빠르다. 샌프란시스코 현지에 도착했을 때 몸속의 시계는 아직 일본에 맞춰져 있다(《그림 4-1》). 오전 10시에 도착했다면 체내 시계는 오전 3시 정도로, 가장 강력하고 안정적인 리듬인 체온 변화의 경우 하루 중에 가장 체온이 낮은 시간대다. 그래도 현지에 막 도착해 상당히 기분이 좋은 상태라면 그다지 졸음을 느끼지 않고 움직일 수 있을지 모른다. 문제는 그대로 돌아다니다가 밤이 되었을 때다. 밤이지만 체내 시계는 정오에 가까워서 각성 계열의 호르몬인 코르티솔의 분비가 증가하며 체온도 더 높아지기 때문에 자려고 해도 좀처럼 잠이 오지 않는다. 이렇게 해서 시차에 따른 수면 부족과 컨디션 불량이 시작된다.

시차가 17시간일 경우, 재동조는 빠르게 순응할 수 있는 방향으로 진행된다. 즉, 마이너스 7시간 쪽으로 동조된다. 몸의

〈그림 4-1〉 샌프란시스코/파리와 도쿄의 시차와 체온의 변화

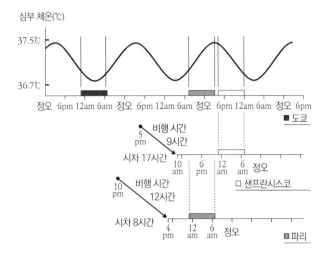

니시노 세이지, 철인 3종 경기 선수는 어떻게 시차에 대처해야 할까?, '특집: 철인 3종 경기와 여행' 〈참조〉https://www.life-rhythm.net/nishino/

리듬을 현지인 샌프란시스코에 맞추고 싶을 경우 7시간 앞당기면 되지만, 그래도 일주일은 걸린다. 게다가 뒤로 늦추기보다 앞당기는 편이 동조시킬 때 시간이 더 걸리며, 긴 쪽으로 재동조할 때도 힘들다. 또한 시차의 폭과 어긋나는 방향은 어디를 가느냐에 따라 당연히 달라진다. 파리에 갔을 경우도 샌프란시스코와 똑같이 시뮬레이션해보기 바란다.

장기간 체류한다면 하루에 1시간씩 재동조하면 된다. 그러나 여행이나 출장 등 단기간만 머무르는 경우, 동조시키기까지 7일이 걸린다면 기껏 동조시켰더니 귀국해야 하는 상황이 된다. 그렇다면 단기 체류의 경우 어떻게 해야 시차 부적응에 시달리지 않고 현지에서 시간을 잘 보낼 수 있을까?

먼저, 현지 시각의 아침에 태양빛을 듬뿍 받는다. 하루를 시작하면서 마스터 체내 시계를 초기화시켜 빛의 효과로 체내 시계와 멜라토닌의 분비 시간을 조절하는 것이다. 그렇다고 해서 갑자기 현지 시각으로 밤에 멜라토닌이 분비되는 것은 아니지만 말이다.

혹은 멜라토닌을 직접 섭취하는 방법도 있다. 미국에서는 건강 보조 식품으로 멜라토닌을 공항 등지에서 판매한다. 시차 적응에도 도움이 준다는 사실이 알려졌기 때문이다.

시차를 의식하지 않는 것도 방법

여러 나라나 도시를 돌아다니다 보면 신체의 리듬이 어느 지역의 시계에 맞춰져 있는지 알 수 없을 때도 있다. 그럴 때는 체온을 의식한다.

아침에 활동을 시작할 때는 아침 식사를 제대로 하는 등의 방법으로 심부 체온을 높이는 동시에 시교차상핵의 체내 시계뿐만 아니라 신체의 말초 체내 시계도 빠르게 반응하도록 만든다. 반대로 밤에는 의식적으로 심부 체온을 낮춘다.

흔히 현지에서는 낮잠을 자지 말라고 하지만, 심부 체온이 낮은 상태라면 몸은 활동 모드에 들어가지 않는다. 그럴 때는 짧게나마 낮잠을 자는 편이 몸의 컨디션도 좋아지고 생산성도 높아진다.

시차를 딱히 의식하지 않거나 억지로 현지 시각에 맞추려 하지 않는 방법도 있다. 4~5일 정도의 출장이나 여행이라면 현지 시각에 맞추려 하지 않는다. 중요한 상담, 프레젠테이션 혹은 이벤트 등이 있는 시각에 가장 집중할 수 있도록, 몸 상태가 최고조가 되게끔 컨디션을 조정하면 되는 것이다. 중요한 예약이 있는 날은 짧게라도 좋으니 피곤하지 않도록 수면을 취해서 효율적으로 활동할 수 있도록 준비한다. 졸음이 쏟아질 때는 상황이 허락하는 한 조금이라도 좋으니 자는 것이 중요하다. 장시간 자면 수면 관성이 나타나서 정신이 맑아지지 않기도 하므로 짧게 자는 것으로 충분하다.

빛을 쐬거나 식사를 하는 등 몸을 확실히 각성시키고 여유 있게 일정을 소화한다. 여행의 주목적을 가장 우선하는 일정으로 움직이는 것이다.

나는 뼈아픈 실패를 겪은 뒤에 이렇게 생각하기 시작했다. 학회 출석이나 강연 등을 위해 일본에 귀국하면 시차 때문에 너무 졸려서 견딜 수 없을 때가 있는데, 모처럼의 기회이기도 하므로 "졸음이 와서……"라고는 도저히 말하기 어렵다.

한번은 주최자가 해외에서 초대한 사람을 모두 같은 호텔에 묵도록 해준 데다 호텔 내의 유명한 튀김 요리점에서 회식까지 열어줬다. 초대 받은 사람들은 주최자의 배려를 크게 고마워했다. 나는 시차 때문에 졸려서 견딜 수 없었지만, 일본인이어서 다른 사람들에게 튀김 요리를 설명하는 등 마지막까지 자리를 지켰다. 그러나 그날 밤 속이 더부룩해서 전혀 잠을 이루지 못했고, 다음 날 머리가 멍한 채로 강연을 해야 했다. 내가 무슨 말을 하고 있는지도 알지 못하는 상태였으니, 강연은 당연히 엉망진창이었다. 그 뒤로 나는 목표를 최우선으로 삼기로 결심하고 중요한 프레젠테이션이나 강연 전날 밤에는 가급적이면 일정을 잡지 않도록 주의하게 되었다.

국제 대회에 출장하는 스포츠 선수도 먼 나라에서 원정 경기를 할 때는 시차 때문에 고생한다고 한다. 시차를 어떻게 극복하느냐는 최고의 실력을 발휘하기 위해 무엇을 중시할 것이냐는 우선순위의 문제다.

업무의 적, 오후 슬럼프

점심시간이 끝나고 오후 2시경이 되면 자신도 모르게 의욕이 떨어지고 졸음이 쏟아진 경험이 있을 것이다.

이것이 오후 슬럼프(Afternoon dip)다. 점심 식사로 인해 뇌로 향하는 혈액의 흐름이 감소하기 때문이라고 하는데, 사실 그보다는 체내 리듬의 문제다. 점심 식사를 하든 안 하든, 각성 수준이 떨어지기 쉬운 시간대인 것이다. 영장류인 원숭이도 이 시간대에 자주 낮잠을 자기 때문에 나는 '오후의 슬럼프'가 계통 발생에 따른 낮잠의 흔적이 아닐까 생각한다. 다만 점심을 너무 많이 먹으면 포만감으로 몸이 나른해지고 의욕이 저하되기 쉬운 것은 분명한 사실이다. 그러니 점심은 적당히 먹는 편이 오후의 업무를 위해 좋을 것이다.

오후 슬럼프를 극복하기 위해서는 각성 계열의 신경전달물질을 활발히 분비시키면 된다. 예를 들어 '씹는' 행위는 뇌를 활성화시키는 효과가 있다. 점심 식사도 많은 양을 먹기보다 꼭꼭 씹어서 먹으면 뇌에도 좋고 소화에도 좋다.

껌을 씹는 것도 졸음을 깨는 데 효과가 있다. 메이저리그에서는 선수들이 경기 중에 껌을 씹는 모습을 자주 볼 수 있는데, 의식의 각성도를 높이고 필요 이상 긴장해서 몸에 힘이 들어가는 것을 막는 효과가 있다고 한다. 긴장하면 어깨나 팔에 불필요한 힘이 들어간다. 이도 악물게 된다. 그러나 껌을 씹어서 턱을 움직이면 그 힘이 빠진다. 그래서 미국의 스포츠 선수들이 껌을 씹는 경우가 많은 것이다.

졸음을 쫓는 가장 대표적인 것이 카페인이다. 커피는 카페인이 들어간 대표적인 음료수로 전 세계에서 사랑받으며, 홍차나 녹차에도 카페인이 들어 있다. 카페인은 동물의 체내에서는 구성되지 않는 식물성 각성 촉진 물질이다. DNA 등의 핵산 성분이기도 하며, 졸음을 촉진하는 아데노신이라는 물질의 작용에 대항한다. 찬 음료를 마시면 정신이 번쩍 드는 것 같은 기분이 들지도 모르지만, 몸의 심부 체온을 높이는 편이 활동량을 높일 수 있으므로 따뜻한 상태로 마시는 편이 더 나은 효과를 기대할 수 있다.

핵산은 미생물을 포함해 모든 생물의 구성 성분이므로 수면의 기원은 매우 오래전으로 거슬러 올라간다고 본다. 아데노신을 통해 수면을 조절하는 메커니즘은 태곳적부터 존재했으며, 식물이나 하등 생물부터 인류에 이르기까지 모든 생물이 이 메커니즘을 필요로 한다……. 이런 식으로 상상의 날개를 펼쳐보는 것도 졸음을 깨는 데 도움이 될지 모른다.

너무 졸려서 능률이 떨어질 것 같으면 역시 가면을 취하는 것이 정답이다. 앞에서 이야기한 '파워냅'을 추천한다. 사무실에 잠시 눈을 붙일 곳이 있다면 휴식하기가 좋다. 침대를 설치하거나 방을 따로 마련하는 등 거창하게 만들 필요는 없다. 조명이 어두운 구석 공간에 몸을 눕힐 수 있는 의자와 수면용 안대만 준비해놓아도 충분할 것이다. 침대가 있으면 자신도 모르게 오래 자고 싶어지므로 20분 정도 낮잠을 자면서 목과 어깨 등의 긴장을 풀 수 있을 정도의 편안한 의자가 딱 적당하다.

몰래 선잠을 자는 것이 아니라 정정당당하게 20분 정도 낮잠을 자면 졸음도 피로도 날려버리고 정신을 맑게 하므로 업무 능률이 높아진다. 수면 부채를 끌어안고 살기 쉬운 직장인의 컨디션을 관리하기 위해 낮잠이 좀 더 확산되길 바란다.

수면 시간을 줄이기 전에 생각해야 할 것

'어쩌다 하루하루가 이렇게까지 바빠진 걸까…….'
이런 의문을 느껴본 적은 없는가?
나는 인터넷의 보급을 계기로 시곗바늘이 돌아가는 속도가 급격하게 빨라졌다고 생각한다. 인터넷이 보급된 덕분에 직접 가게에 갈 필요 없이 클릭 몇 번만 하면 상품을 주문할 수 있으며 집까지 배달도 된다. 엄청나게 편리해졌고 시간을 들일 필요도 없어졌지만, 그만큼 여유 시간이 생겼는가 하면 그렇지는 않다. 아니, 오히려 전보다 바빠졌다. 예전에는 몇 달 걸려서 하던 일도 더 빠르게 대응하게끔 요구받기 때문이다.

예를 들어, 전문적인 연구 논문의 동료 평가의 경우 예전에는 2개월 정도에 걸쳐 읽고 응답하면 되었지만 지금은 그 시간이 2주 정도로 단축되었다. 동료 평가에 들어가는 수고가 딱히 줄어든 것도 아닌데 빨리 응답해야 하는 것이다. 일찍 처리한다고 해서 그 뒤에 편해지는 것도 아니다. 처리해야 할 일은 끝없이 늘어나기 때문이다. 현대는 정보량의 압도적인 증가와 함께 활동량과 처리해야 할 일도 가속도로 늘어난다.

그렇다 보니 다들 시간이 부족하다. 그래서 시간을 마련하는 방법, 시간 관리, 시간 활용의 아이디어를 찾는다. 생리학의 측면에서 논하는 수면과 시간 활용의 측면에서 논하는 수면은 성격이 다르다고 앞에서 말했는데, 이런 상황에서 수면 부채를 청산하려면 시간 활용의 관점도 중요해진다. 또한 일생에서 3분의 1이나 되는 수면 시간을 어떻게 받아들이느냐는 문제로도 이어진다.

하루가 24시간이라는 사실은 변하지 않는다. 그중에 어떤 시간에 더 큰 가치를 두는가? 무엇을 시간 낭비라고 생각하는

가? 이는 각자의 가치관에 따라 다를 수밖에 없다. 그러나 수면 연구자로서는 수면 시간을 시간 낭비로 여기고 줄이려 해서는 안 된다고 강조하고 싶다. 수면 시간만큼은 철저히 사수하고, 깨어 있는 시간 중에서 시간 낭비를 줄여야 한다.

어떤 시간을 반드시 확보해야 할까?

내 평소 생활은 지극히 단순하다. 밤 10시쯤 자서 아침 5시경에 일어난다. 아침 식사를 하고 6시 전에 집을 나선다. 편한 차림으로 출근하므로 몸단장에도 시간이 들지 않는다. 연구실에 도착하기까지는 15분이 걸리는데, 직장이 가까워서 매우 편하다.

다른 사람들이 연구소에 출근하는 시각은 9시라서, 3시간 동안은 혼자서 일에 집중할 수 있다. 옛날에는 전화가 오기도 했지만, 지금은 필요한 연락은 이메일로 받으므로 전화도 거의 울리지 않아 매우 조용한 환경에서 집중하며 일할 수 있다.

아침의 3시간이 하루 중 가장 일이 잘되는 시간대이므로 이 시간만큼은 반드시 확보한다. 그래서 이 시간을 희생하지 않기 위해, 그리고 7시간의 수면을 확보하기 위해 밤에 일찍 잔다.

이렇듯 어떤 시간대를 최우선으로 확보하고 싶은지를 생각하면, 그 시간을 확보하기 위해 '하지 말아야 할 것'을 선별하기도 쉬워진다.

회의를 길게 끌지 않는다

조금 이야기가 샛길로 빠지지만, 일본 대학의 산학 연계 프로젝트에 참여했다가 놀란 적이 있다. 오후 1시에 시작된 회의가 언제 끝날지 정해지지 않은 채 4~5시까지 계속되었던 것이다. 의견이 첨예하게 대립해서 회의가 길어지는 것이라면 이해가 되지만, 형식적인 발표가 많았고 그 발표를 그저 듣기만 하는 것이라 지루하기도 했다. 기나긴 회의 시간에는 두 손을 들고 말았다.

어느 일본 대학의 교수는 "우리 학교에서 열리는 대학 운영 회의는 더 길답니다. 아침부터 하루 종일 회의를 할 때도 있지요"라고 투덜댔다.

종료 시간이 정해져 있지 않은 회의는 미국에서는 상상도 할 수 없다. 스탠퍼드에서는 대체로 1시간 이내에 회의가 끝난다. 1시간으로 예정되었지만 그보다 빨리 끝날 때도 종종 있다.

당신의 회사에서도 끝이 보이지 않는 지루한 회의를 하고 있지는 않은가? 쓸데없이 긴 회의를 그만둔다면 모두의 시간이 절약된다.

　회의를 할 때는 종료 시간을 확실히 정하자. 그 시간 안에 반드시 끝내야 한다면 우선순위가 높은 중요한 안건부터 빠르게 결정하게 된다. 모두 반드시 회의에 참석해야 하는 것이 아니라 '발언하지 않아도 아무런 문제가 없다면 참석하지 않아도 된다'는 참석의 자유를 부여하는 것도 좋지 않을까 싶다. 자신과는 그다지 관계가 없고 의견을 말할 필요도 없는 회의에 강제로 참석해야 하니 도중에 잠을 자는 사람이 생기는 것이다. 자주성을 존중하여 자신이 참석할 필요가 있다고 생각하는 회의에만 참석하게 한다면, 회의 중에 잠을 자는 사람은 없을 것이다. 또한 자신이 관여하고 있는 안건에 임하는 자세도 달라지고 업무에 대한 자각도 생겨나며 선택과 집중도 가능해진다. 결과적으로 생산성이 향상될 것이다.

타인의 시간을 빼앗지 마라

　회의 시간이 길어지는 문제는 '시간에 대한 의식'과 직접적인 관련이 있다. 최근에는 상당히 달라진 듯하지만, 일본에서는 여전히 시간의 구속, 즉 '그곳에 있는 것 자체에 의미가 있다'는 인식이 강해 보인다. 발언을 하지 않아도 조직의 일원으로서 회의에 참석해야 하는 등 시간을 구속당하는 일이 상당히 많다.

한편 미국은 능력주의이고 일의 달성도를 평가하는 사회라서 시간에 대한 개개인의 가치관에 너그럽다. 성과주의이기에 근무 시간에 집착하지 않으며, 성과만 올리면 높은 평가를 받는다. 반대로 아무리 긴 시간을 열심히 일해도 성과를 올리지 못하면 무능한 사람으로 여겨진다. 직장 모임의 경우에도 원하는 시간에 모여서 자유롭게 정보를 교환한다. 모임이 끝날 때까지 반드시 있을 필요도 없고, 각자 원하는 시간에 돌아간다.

이처럼 시간 감각이 유연한 것은 개개인이 자신의 시간을 소중하게 생각하는 만큼 타인의 시간도 존중하기 때문이다. 나도 처음에는 위화감을 느꼈지만, 지금은 이 사고방식이 완전히 몸에 배었고 합리적인 생활 습관이라고 생각하게 되었다.

일본은 치안도 좋고 안전한 나라다. 지갑을 놓고 자리를 비워도 훔쳐가는 사람이 없을 정도다. 그러나 일본인은 비교적 태연하게 타인의 시간을 훔친다. 장시간에 걸친 회의도 그런 사례 중 하나다. "인사차 왔습니다"와 같은 예의 차리기도 있다. 기껏 만났으니 즉시 본론으로 들어가도 될 텐데, "아닙니다. 오늘은 인사만 드리러 왔습니다"라며 돌아가버리는 일도 많다. '친목회'라는 명목의 술자리도 그렇다. 안 간다고 하기가 어려운 분위기가 있다. 사소한 일일지도 모르지만, 그런 일이 남의 귀중한 시간을 뺄 수도 있다는 의식이 희박하다.

다른 사람의 시간을 의미 없이 빼앗지 않는 것이 곧 개인의 시간을 소중히 여기는 것이다. 시간을 빼앗기는 사람으로서는 참기 힘든 일이다. 그런 의식을 갖는 것도 시간 의식을 바꿔나가기 위해 중요한 일이다.

잠을 못 잔 것을 자랑하는 사람이 곧 무능한 사람

앞에서도 말했지만, 일본인은 기본적으로 수면 시간을 '줄일 수 있는 시간'으로 생각하는 경향이 있다.

"어젯밤에도 철야 작업을 했어."

"너무 바쁜 탓에 잘 시간이 전혀 없어서……."

이렇게 잠을 안 잔 것을 자랑스러워하면 '수면에 대한 의식이 낮은 사람=무능한 사람'으로 여겨지는 사회가 되었으면 한다. 시간에 대한 의식, 수면에 대한 의식이 바뀌어서 중요할 때일수록 충분히 수면을 취해야 한다는 것이 상식이 되기를 바란다.

나는 고반발성 매트리스로 유명한 에어위브 사와 공동 연구를 실시하고 있어서 운동선수들과 만날 기회가 많다. 그런데 경기의 결과가 인생을 크게 좌우하는 세계 정상급의 운동선수들은 실력을 최대한으로 발휘하려 할 때 수면이 얼마나 중요한 역할을 하는지 잘 알고 있었다. 훌륭한 결과를 낸 사람일수록 수면을 무시하지 않는 것이다.

이것은 직장인들도 마찬가지가 아닐까? 반드시 끝내야 하는 중요한 업무가 있거나 예측하지 못했던 사태가 발생해 이를 해결하기 위해 분주하게 뛰어야 하는 상황이 되면 책임감을 강하게 느끼는 사람일수록 '지금 잠이나 자고 있을 때가 아니야'라는 심리가 강하게 발동해 밤을 새우는 경향이 있다. 그러나 가장 피해야 하는 행동이다. 그럴 때일수록 충분히 수면을 취해서 판단력이 무뎌지지 않도록 할 필요가 있다. 잠을 안 자는 것은 오히려 역효과를 낸다. 일본 사회에 이런 인식이 조성되기를 기대한다.

5장

여성, 아동, 노인을 위한 수면 상식

수면의 5가지 역할

이번에는 수면의 5가지 역할을 살펴보도록 하자.

① 뇌와 신체에 휴식을 준다

② 호르몬 균형과 자율신경을 바로잡는다

③ 기억을 정리하고 정착시킨다

④ 면역력을 높여서 병을 물리친다

⑤ 뇌의 노폐물을 제거한다

과거에는 수면이 뇌와 신체가 모두 쉬는 '휴식'이라고 생각했다. 쉽게 말해 스위치를 끈 상태라는 말이다. 수면에 깊은 의미가 있다고는 생각하지 않았다. 그러나 렘수면의 발견으로 수면 중에 정기적으로 뇌가 깨어 있다는 것이 밝혀졌고, 이를 통해 수면이 단순한 휴식이 아니라 좀 더 복잡한 기능을 맡고 있다고 생각하게 되었다.

갓 잠이 들었을 때, 즉 최초의 깊은 비렘수면일 때 성장호르몬이 활발하게 분비된다는 사실이 밝혀진 것이 1968년이다. 미국에서 유학 중이었던 다카하시 야스로(高橋康郎, 공익재단법인 신경연구소 부속 수면호흡장애클리닉 명예 원장)가 이 사실을 발견했다.

성장호르몬은 신진대사를 조절한다. 뼈도, 근육도, 성장호르몬의 영향을 받아서 새로운 세포가 만들어진다. 또한 성장호르몬은 자율신경의 균형에도 매우 중요한 역할을 한다. 자율신경이 흐트러지면 교감신경과 부교감신경의 리듬이 엉망이 되며, 수면을 방해받는다는 사실도 밝혀졌다.

그 후, 렘수면 상태에서 기억을 정리한다는 사실이 다양한 연구를 통해 밝혀졌다. 기억의 정리에도 여러 과정이 있으며, 렘수면만이 아니라 얕은 비렘수면이나 입면 직후의 깊은 비렘수면 또한 기억에 관여한다는 사실도 알려졌다. '기억은 수면을 통해 정착된다'는 것은 이제 상식이 되었다.

또한 면역 기능을 높인다는 점이 주목받게 되었다. 수면이 부족하면 감염증에 걸리기 쉽다는 사실이 실험을 통해 확인되었다. 똑같이 인플루엔자 예방접종을 해도 충분히 잠을 잤을 경우와 잠을 자지 않았을 경우에 항체 생성률이 다르다는 사실이 밝혀진 것이다.

암의 원인이 되는 이형 세포는 모든 사람의 몸에서 일정 확률로 끊임없이 발생한다. 이형 세포는 보통 제거되지만, 적절하게 수면을 취하지 않으면 면역 반응이 저하되면서 없어지지 않는다. 그래서 암에 걸릴 위험성이 높아진다는 이야기도 있다.

최근 들어 밝혀진 것이 수면 중에 뇌가 활발하게 노폐물을 제거한다는 '글림프 시스템'인데, 이에 관해서는 1장에서도 설명한 바 있다. 앞에서 이야기했듯이 뇌 속의 노폐물과 쓰레기는 뇌의 바깥쪽, 측뇌실에 있는 뇌척수액으로 배출되며 그곳에서 정맥으로 흡수되는데, 뇌척수액에 배출되는 작업이 수면 중에 활성화된다는 사실이 밝혀진 것이다. 수면이 부족하면 이 작업이 잘 진행되지 않으며, 그 결과 기능을 다한 단백질의 노폐물인 아밀로이드 베타 등이 침착되어 쌓이면 알츠하이머병 등의 인지증으로 발전할 위험이 높아진다는 사실도 밝혀졌다.

그래서 어느 정도 나이를 먹은 뒤에야 조심할 것이 아니라 젊을 때부터 그 위험을 줄이기 위해 충분히 잠을 자야 한다는 이야기가 등장했다.

수면 부족의 다양한 위험

2002년에 미국에서 실시된 100만 명 규모의 역학 조사는 수면의학에 커다란 혁명을 불러왔다. 조사를 통해 수면 시간과 질환, 사망률의 실태 등이 부각됨에 따라 그전까지 수면에 관심이 없었던 내분비계열 연구자들의 관심이 높아져 대사증후군과 수면 시간의 관계, 당 대사와의 관계 등에 관한 연구가 진행되기 시작한 것이다. 그리고 수면이 부족하면 고혈압, 비만, 당뇨병 같은 생활습관병이 발병할 위험이 높아진다는 사실이 입증되었다.

수면 부족은 우울증의 발생률과도 깊은 관련이 있다. 우울 증상으로 불안감이 강해져서 고민하다 보니 잠을 이루지 못하는 것인지, 아니면 수면이 부족한 탓에 우울 상태에 빠지기 쉬운 것인지, 그 인과관계는 아직 밝혀지지 않았다. 그러나 수면이 충분하지 않으면 우울증의 발병 위험이 3배나 증가한다. 마찬가지로 수면이 부족하면 스트레스가 잘 쌓이는 것인지, 아니면 스트레스가 강한 탓에 불면 상태가 되는 것인지, 인과관계는 밝혀지지 않았지만 수면 부족은 여러 가지 정신적인 질환의 위험성도 높인다. 알코올이나 약물 의존증의 경우에도 수면의 질이 현저하게 떨어지거나 불면 증상이 나타나곤 하며, 정신적으로 심하게 우울해지는 현상도 나타난다.

우울증이나 당뇨병이 전신성 염증이라는 말도 있다. 수면 부족은 신체의 항상성에도 영향을 끼치기 때문에 작은 이상이 질환으로 발전하기 쉬운 것이다.

양질의 수면은 병을 예방하는 근원이다. 잘 자면 다양한 병을 억제할 수 있다. 또한 발병해도 면역 활성이 좋은 까닭에 회

복력이 강해서 상황이 좋아질 수 있다. 수면은 다양한 질환을 치료하는 만병통치약이기도 한 것이다.

자고 있는 동안 우리의 몸속에서는 생명현상의 본질과 관련된 중요한 활동이 진행된다. 다시 말해, 수면은 생명력과 직결된다고 해도 과언이 아니다.

비만은 전신성 염증?

최근 들어 '비만도 전신성 염증'이라는 견해가 등장했다. 지금까지 염증이라고 하면 신체 일부에 열, 빨개짐, 부종, 통증 혹은 기능 장애 등이 일어나는 것을 가리켰다. 즉, 감염증이라든가 외상이었다. 그러나 염증과 관련된 물질은 생각했던 것보다 더 광범위하며, 그 물질을 통해 일어나는 전신성의 변화도 염증으로 보는 편이 타당하다고 생각하게 된 것이다.

비만은 지방 조직에 중성지방이 과도하게 축적된 상태다. 그리고 축적된 지방세포에서 각종 사이토카인(생리 활성 물질)이 분비되어 주위의 세포에 영향을 끼친다는 사실이 밝혀졌다. 요컨대 염증성 반응이 일어나서 지방세포가 정상적으로 기능하지 않게 되어 비만이 된다. 그래서 비만을 전신성 염증이라고 말하는 것이다.

섭식에 관여하는 호르몬 중 하나로 렙틴이라는 물질이 있다. 지방세포에서 나오는 물질 중 하나인데, 식욕을 억제하는 작용을 한다. 정상적으로 기능하면 지방세포에서 렙틴이 나와 식욕을 억제하여 과식으로 지방이 과도하게 쌓이지 않게 해주지만, 비만인 사람은 그 억제 기능이 망가진 상태라서 과식하게 된다.

수면이 부족하면 렙틴이 잘 분비되지 않는다는 사실도 밝혀졌다. 또한 위에서 분비되는 그렐린(Ghrelin)은 식욕을 증진하는 호르몬인데, 수면이 부족하면 그렐린의 분비가 활성화된다. 비만에 따른 염증은 이와 같은 기능 장애를 일으키는 원인으로도 여겨지는 것이다.

미국에서 실시된 100만 명 규모의 역학 조사에서는 수면 시간이 짧으면 살찌기 쉽다는 사실도 드러났다. 수면 시간에 반비례해서 비만도가 상승한 것이다(〈그림 5-1〉). 이 상관관계는 남성에게서도 보이지만 여성에게서 특히 두드러지게 나타난다. 아직 렙틴이나 그렐린에 관해 알지 못했던 시절에 실시된 조사인데도 수면 부족이 섭식 행위로 이어진다는 사실을 잘 보여준다.

그렇다면 비만이 되지 않기 위해서는 잠을 많이 자야 할까?

〈그림 5-1〉 비만도(BMI)와 수면 시간

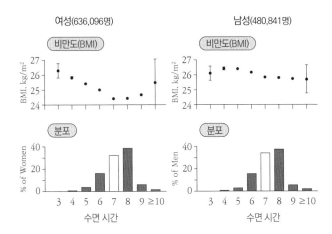

Kripke, D.F., et al., *Mortality associated with sleep duration and insomnia.* Arch Gen Psychiatry, 2002. 59(2): p.131~136.

잠을 많이 자서 비만을 막을 수 있다면 '수면 다이어트'도 가능할 것이다. 그러나 조사 결과에서는 수면 시간이 표준보다 길어도 비만이 되는 경향이 나타났다. 즉, 잠을 덜 자도 좋지 않지만 너무 많이 자도 좋지 않은 셈이다.

또한 불면과 제2형 당뇨병의 관계는 명확하지만, 왜 불면증이 있으면 당뇨병이 발생하는지 그 메커니즘은 아직 명확하지 않다. 그런데 이와 관련해 도쿠시마 대학 종합생리학교실의 지카히사 사치코(近久幸子)와 세이 히로요시(勢井宏義) 등이 스탠퍼드 대학 수면생체리듬연구소와 공동으로 실시한 실험에서 흥미로운 결과가 나왔다.

만성 불면인 동물 모델은 급성 불면인 모델에 비해 그 타당성이 의문스러운 경우가 많았다. 그래서 지카히사 강사 등은 쥐 우리의 바닥에 철망을 깔아 긴장을 줌으로써 오래 지속되는 불면 모델을 만들었다. 그리고 이 모델을 3주 동안 사육했더니 내당능의 이상이 나타났으며, 지방세포의 염증도 발견되었다. 이 모델은 불면이 당뇨병을 발생시키는 메커니즘을 해명하는 데 도움이 되지 않을까 주목받고 있다. 향후의 성과가 기대된다.

세계에서 가장 잠을 안 자는 일본인 여성

앞에서 일본인의 수면 시간은 어떤 통계를 봐도 세계에서 가장 짧다는 말을 했는데, 남성보다도 여성의 수면 시간이 특히 짧다(《그림 5-2》).

일본인 여성은 세계에서 가장 잠을 적게 잔다. 게다가 고학력 일본인 여성의 수면 시간은 더 짧은 경향이 있다고 보고되었다. 이것이 가장 두드러지게 나타나는 경우가 어린 자녀를

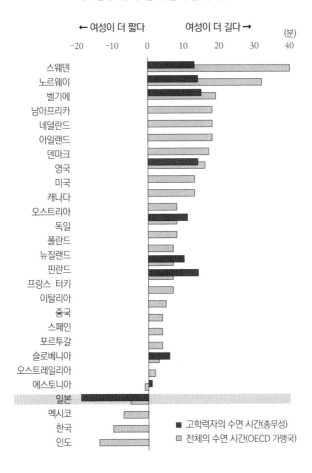

〈그림 5-2〉 수면 시간의 남녀 차이

← 여성이 더 짧다　　여성이 더 길다 →　(분)

- ■ 고학력자의 수면 시간(총무성)
- □ 전체의 수면 시간(OECD 가맹국)

'수면 시간의 남녀 차이'(OECD와 총무성 데이터를 바탕으로 미시마 가즈오(三島和夫) 제작)
https://natgeo.nikkeibp.co.jp/atcl/web/15/403964/120700056/?P=2

키우는 워킹맘이 아닐까 싶다. 원래 일본은 집안일과 육아를 여성이 전부 담당해왔다. 맞벌이 여성이 많이 증가했는데도 부부의 역할 분담이 서양만큼 진행되지 않은 것이 커다란 요인 중 하나로 보인다. 참고로, 남녀를 비교했을 때 여성의 수면 시간이 더 짧은 나라는 일본 외에 인도, 한국, 멕시코 등이다. 서양의 경우는 여성이 더 많이 잔다. 다만 최근 들어 '육아빠'가 종종 화제가 되고 있는데, 드디어 일본에서도 집안일이나 육아에 대한 역할 분담이 진행되기 시작한 조짐이 아닐까 싶다.

에스트로겐과 프로게스테론 같은 성호르몬도 수면 조절에 지대한 영향을 끼친다. 여성은 생리, 임신, 출산, 갱년기 등 평생에 걸쳐서 체온이나 성호르몬이 끊임없이 변한다. 그러므로 일본은 특히 여성을 소중히 여길 필요가 있다.

지금까지 여성을 불안하게 만드는 데이터를 언급했는데, 안심시켜주는 데이터도 있다. 부적절한 수면 시간은 비만율뿐만 아니라 사망률도 증가시키는데, 남성의 경우는 40대부터 그 경향이 현저해지는 데 비해 여성은 70대가 되어야 비로소 증가한다. 이런 남녀의 차이가 평균 수면에도 반영된 것이 아닐까 싶다. 그러므로 일본은 장년기의 아버지들도 소중히 여겨야 한다.

미용이나 노화 방지의 관점에서도 수면에 관심이 많은 여성이 남성보다 수면의 중요성을 더 잘 알고 있지 않을까 싶다. 말하자면, 수면에 대한 의식은 결코 낮지 않을 것이다. 그렇기에 여성이 더 많이 잘 수 있는 사회가 되었으면 한다.

잠을 안 자면 외모도 흉해진다

노벨 생리학·의학상 선고 위원회가 있는 것으로도 유명한 스웨덴의 카롤린스카 연구소(Karolinska Institutet)에서 2017년에 발표한 연구 보고가 있다. 남녀 25명에게 이틀 밤 연속 4시간만 자도록 수면 시간을 제한한 뒤 그 사진을 찍어서 100명 이상에게 보여준 결과, '어딘가 아파 보인다', '졸린 것 같다' 같은 평가 외에도 '매력적이지 않다', '가까이하고 싶지 않다' 같은 부정적인 평가가 나왔다. 예전 같으면 의학 연구가 아니라며 비난받았을지 모르는 주제이지만, 매우 진지한 연구다. 수면 부족은 그 정도로 사람의 인상을 크게 바꾼다.

면접, 프레젠테이션, 영업, 그 밖의 새로운 만남에서, "요즘 잠이 부족하신 모양이네요"라든가 "피곤해 보이세요"라고 말로 하지 않더라도 상대방은 겉모습을 보고 상태를 짐작한다. 그리고 그런 모습을 긍정적으로 여기지 않는다. '그다지 엮이고 싶지 않은 사람'으로 생각할 뿐이다.

그러므로 수면 부족은 인상을 현저하게 추락시키는 마이너스 요인임을 깨달아야 할 것이다.

수면은 뇌의 발육에 얼마나 중요한가?

갓 태어난 인간의 아기는 종일 잠만 잔다(《그림 5-3》). 기니피그(모르모트) 등은 뇌가 발달한 상태에서 태어나기 때문에 태어난 순간부터 눈을 뜬 상태이며 이빨도 나 있다. 뇌가 성체에 가까운 상태이기에 수면 패턴도 성체와 다르지 않다. 말이나 양도 마찬가지로, 태어난 뒤에 금방 일어선다. 이것은 신체 능력이라기보다 뇌의 발달도의 문제다.

인간의 경우 뇌가 미숙한 상태에서 태어나기 때문에 신생아는 하루의 대부분을 자면서 보낸다. 이를 '다상성 수면'이라고 하며, 16시간 정도를 잔다. 아이는 수면의 패턴도 어른과 전혀 다르다. 아이는 렘수면이 상당히 길다. 또한 비렘수면에서 깊은 수면이 많이 출현한다. 깊은 비렘수면이나 렘수면이 뇌의 발달에 매우 중요하기 때문일 것이다. 왜 렘수면이 감소하는지에 관해서는 아직 모르는 점이 많지만, 발달과 깊은 관계가 있

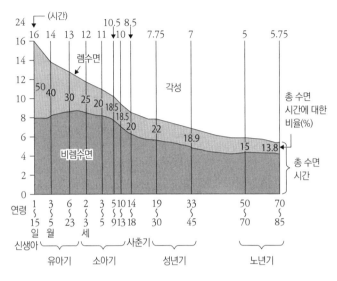

Roffwang, H.P., Muzio, J.N. and Dement, W.C. *Ontogenetic development of the human sleep-dream cycle*. Science, 1966. 152(3722): p. 604-19.

음은 분명하다.

성장함에 따라 수면 시간이 조금씩 짧아지고 각성 시간이 길어진다. 그렇다고 해도 해가 떠 있는 동안 계속 깨어 있을 정도는 아니다. 그래서 유아기까지는 낮잠이 필요하다. 그리고 취학 연령이 되면 연속해서 14~15시간 정도 깨어 있을 수 있게 되며, 수면 패턴이 어른 수준이 되는 시기는 대체로 12세 정도다.

미발달한 뇌가 얼마나 유연한지, 그 뇌에 수면이 얼마나 중요한지 보여주는 유명한 실험이 있다. 태어난 지 얼마 안 된 새끼 고양이의 오른쪽 눈을 6시간 동안 안대로 가려서 시각적 자극이 들어오지 않게 했다. 신경계의 정보는 좌우 교차로 뇌에 들어오므로 이렇게 하면 오른쪽 눈에서 왼쪽 뇌로 시각 정보가 전달되지 않는다. 그러자 왼쪽 눈에서의 시각 정보가 좌뇌로 전달되었다. 요컨대 본래는 신경 회로가 연결되기 어려운 같은 쪽 뇌가 자극에 반응해서 새로운 신경 경로를 형성한 것이다(〈그림 5-4〉).

이와 같이 발달 과정의 뇌가 자극에 맞춰서 최적의 처리 시스템을 만들어가는 것을 '가소성(可塑性)'이라고 한다. 새끼 고양이 시절에는 활발한 뇌 가소성을 볼 수 있지만, 뇌가 성장하면 이런 변화는 일어나지 않는다. 또한 뇌의 가소성은 새끼 고양이가 한쪽 눈만으로 자극을 얻는다는 경험을 한 뒤 수면을 취해야 비로소 일어난다.

발달기의 미숙한 뇌에는 상황에 맞춰서 변화하는 능력이 있다. 그리고 그 능력은 수면을 통해 기능한다. 이것은 인간도 갖추고 있는 시스템이다. 따라서 뇌의 발달·형성기에 있는 어린이에게 수면이 얼마나 중요한지 잘 알 수 있다.

〈그림 5-4〉뇌의 가소성과 수면: 새끼 고양이를 이용한 실험

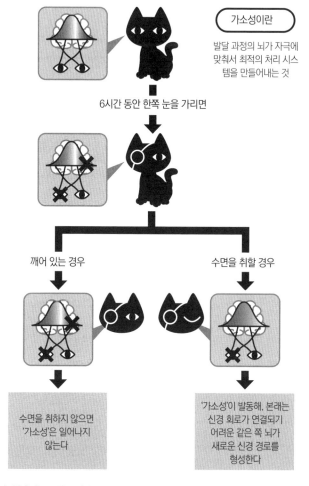

가소성이란

발달 과정의 뇌가 자극에
맞춰서 최적의 처리 시스
템을 만들어내는 것

6시간 동안 한쪽 눈을 가리면

깨어 있는 경우

수면을 취할 경우

수면을 취하지 않으면
'가소성'은 일어나지
않는다

'가소성'이 발동해, 본래는
신경 회로가 연결되기
어려운 같은 쪽 뇌가
새로운 신경 경로를
형성한다

Frank, M.G., Issa, N.P. and Stryker, M.P. *Sleep enhances plasticity in the developing visual cortex.* Neuron, 2001. 30(1): p.275~287.

수면 부족이 발달장애의 원인?

성장 과정의 어린이에게 수면장애나 수면과 관련한 문제가 있으면 뇌의 발달에 이상이 발생할 수 있다.

안절부절못하고, 툭하면 화를 내고, 수업 중에 진득하게 자리에 앉아 있지 못하거나 선생님이 하는 말을 이해하지 못하는 등 주의력결핍과잉행동증후군(ADHD)이나 학습 장애(LD) 등과 비슷한 상태의 어린이가 있다. '비슷한 상태'라고 하는 것은 과연 발달장애와 같다고 특정해도 되는지, 아니면 증상이 비슷한 것일 뿐인지 잘 모르기 때문이다. ADHD로 진단받았는데 알고 보니 수면무호흡증후군이 있었고, 이를 치료했더니 ADHD로 생각했던 증상이 개선된 사례도 다수 보고되었다.

오늘날 아동의 수면 부족은 드물지 않다. 그러나 아동의 수면 시간이 줄어들고 저녁형으로 바뀐 것은 최근 20~30년 사이에 일어난 급격한 변화이기에 이것이 성장한 뒤에 어떤 결과로 이어질지 아직 명확히 알지 못한다. 다만 여러 가지 악영향이 우려되고 있다.

아이들이 밤늦게까지 자지 않는 이유로 게임이나 스마트폰이 종종 도마에 오르지만, 기본적으로 아이들의 생활 패턴은 부모의 영향을 받는다. 부모가 늦게까지 깨어 있으면 아이들도 그렇다. 어른이 밤늦게까지 깨어 있고 밤에도 스마트폰을 만지면서 아이들에게 일찍 자라든가, 게임은 그만하라고 한다면 설득력이 있을까? 어른이 몸소 실천해서 모범을 보이지 않으면 아이들의 생활을 바꿀 수 없다. 아이의 뇌가 걱정된다면 가족 모두 생활 습관을 바꿔야 할 것이다.

노화 방지 효과와 성장호르몬

수면에는 노화 방지 효과도 있을 가능성이 높다.

나이를 먹으면 신체에 무슨 일이 일어날까? 인간의 몸에는 약 60조 개에 이르는 세포가 있으며 그 세포는 끊임없이 교체되는데, 나이를 먹으면 세포의 번역·복사 기능에 오류가 발생하기 쉽다. 오류는 젊을 때도 일정한 확률로 발생하지만, 그것을 복구하는 기능이 활발하게 작동한다. 그런데 나이를 먹으면서 오류를 복구하지 못하는 일이 늘어나면 오류가 축적되고, 정상적으로 기능하지 못하게 되는 것이다.

따라서 나이를 먹을수록 여러 가지 질환에 걸릴 위험이 높아지는 것이다. 젊었을 때는 다양한 질병에 유연하게 대응할 수 있기에 위험도가 낮다. 다소 무리하는 것도 허용된다. 그러나 나이를 먹으면 질환에 대응하는 힘이 약해지므로 자연스럽게 위험도가 높아진다. 수면과 관련된 생리 기능의 경우도 체온 조절, 자율신경의 조절, 빛의 감수성 등이 젊고 건강했을 때처럼 정상적으로 작동하지 않게 된다.

호르몬 분비량도 감소한다. 노화 방지는 성장호르몬의 분비와 관련이 있다. 여성은 노화 방지와 성장호르몬이라고 하면 주름이 덜 생긴다든가 기미가 생기지 않는 등 미용을 떠올리기 쉽지만, 피부뿐만 아니라 뼈에도 영향을 끼친다. 골다공증에 걸리면 사소한 충격에도 뼈가 부러지기 쉽다. 이것이 원인이 되어 침대 생활을 하다가 순식간에 노화가 진행되는 경우도 있다. 그러나 수면을 충분히 취하면 나이를 먹어도 성장호르몬이 충분히 분비된다.

그런 의미에서 성장호르몬은 피부의 상태 같은 표면적인 문제뿐 아니라 건강을 유지하고 노화를 늦추는 중대한 역할을 담당하고 있다고 할 수 있다.

나이를 먹어도 잘 자려면?

나이가 들면 체온 조절이 제대로 되지 않는다. 혈액 순환이 좋지 않아 열을 방출하는 기능이 쇠약해지기 때문이다. 여름에 폭염이 찾아오면 고령자는 열사병으로 응급실을 찾아오는 일이 많아지는데, 이것은 열이 방출되지 않기 때문이다. 또한 내장 기능이나 근육의 쇠퇴로 열을 생산하는 기능도 약해진다. 성장호르몬의 분비도 줄어들며, 멜라토닌의 분비도 감소한다. 빛 감수성도 쇠퇴한다.

나이를 먹으면 다양한 요소가 복합적으로 얽혀서 반응이 무뎌지는 것으로 보인다. 이에 따라 수면도 방해를 받는다. 먼저 잠이 잘 들지 않는다. 그리고 최초의 깊은 비렘수면이 잘 출현하지 않는 수면 패턴이 되어 도중에 깨어나기 쉽다. 빈뇨 같은 생리 현상도 겹쳐서 몇 번씩이나 잠에서 깬다. 그 결과 푹 잘 수 없다고 느끼기가 쉬워진다.

노화 현상의 진행을 늦출 수는 있지만, 상태를 예전으로 되돌릴 수는 없다. 노화는 치료할 수 있는 것이 아니다. 젊었을 때처럼 긴 시간을 잘 수 있는 신체적 조건이 갖춰져 있지 않으므로 현재 자신의 몸과 어떻게 마주할 것인지가 중요해진다. 건강하려면 잠을 충분히 자야 한다면서 저녁 8~9시부터 잠을 자면 새벽 2~3시에 눈을 뜨게 된다. 젊을 때처럼 잘 수 없으니 자신에게 맞는 수면 기술이 필요하다. 그리고 이를 위해 규칙적인 생활, 목적이 있는 하루하루를 보내는 것이 가장 중요하다.

나이가 들면 일찍 자고 일찍 일어난다고들 하지만, 실제로 는 그렇지 않다. 늦게 자고 늦게 일어나는 생활 패턴인 사람도 있다. 낮에 별다른 활동을 하지 않고 멍하니 하루를 보내는 사 람은 아무것도 하지 않는 것이 의외로 고통스러운 일이므로 가 만히 앉아 있다가 꾸벅꾸벅 졸기도 한다. 그래서 밤이 되어도 잠이 오지 않아 멍하니 텔레비전을 보다가 밤이 깊어서야 간신 히 잠자리에 드는데, 다음 날 딱히 해야 할 일이 있는 것도 아 니다 보니 일어나는 시간도 늦어진다. 그리고 오후부터 빛을 쬐면서 생활 리듬이 더욱 흐트러져 하루 주기 리듬에 장애가 생긴다. 나이가 들었는데도 올빼미형이 되는 것이다.

그러므로 규칙적인 생활을 하는 것이 중요하다. 다른 사람 들과 접하는 일이 점점 줄어들고 갈 곳도 없이 무기력하게 지 내는 것이 가장 나쁘다. 할 일이 없다고 해서 빈둥빈둥 시간을 보내지 말고, 정해진 시각에 일어나 낮 동안 활동 상태를 높여 야 한다. 밤에 일정 시간 이상 수면을 취하기 위해서라도 낮의 활동량을 늘려야 한다. 나이가 들어도 규칙적으로 생활하려고 노력하면 수면의 질을 어느 정도 유지할 수 있다.

'가벼운 낮잠'이 인지증 발병률을 7분의 1로 낮춘다

나이가 들면 조금만 자도 된다는 것 또한 잘못된 인식이다.

2000년, 국립정신·신경의료연구센터의 아사다 다카시(朝田隆)와 다카하시 기요히사(高橋清久) 등은 고령의 알츠하이머 환자 337명과 배우자 260명을 대상으로 '낮잠 습관과 인지증 발병 위험'에 관해 조사했다. 이 조사에 따르면 30분 미만으로 낮잠을 자는 사람의 인지증 발병률은 낮잠을 자는 습관이 없는 사람의 7분의 1 수준이었다고 한다(《그림 5-5》). 또한 30~60분 동안 낮잠을 자는 사람의 인지증 발병률도 낮잠을 자는 습관이 없는 사람의 절반 이하였다. 그러니 밤에 오래 자지 못할 때는 가볍게 낮잠을 자서 뇌를 쉬게 해주면 된다.

다만 멍하니 있다가 문득 정신을 차려보니 꾸벅꾸벅 조는 것 같은 어중간한 수면과 30분 동안 누워서 능동적으로 취하는 낮잠은 잠의 질에서 큰 차이가 있다. 나이를 먹을수록 점점 수면 주기가 나빠지므로 수면의 질을 높일 방법을 궁리하자.

고령화 시대가 되면서 돌봄 문제가 부각되고 있다. 자신의 수면뿐만 아니라 연로한 가족의 수면이 걱정된다는 사람도 크게 증가했다. 어떻게 수면이 인지증의 진행을 억제할까? 물론 병의 진행 자체를 막을 수 있는 것은 아니다. 인지증의 경우 수

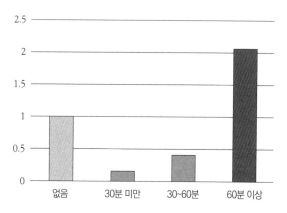

〈그림 5-5〉 낮잠 시간과 인지증의 리스크
낮잠을 안 자는 경우를 1로 놓았을 때의 수치

Asada, H., et al., *Association between patient age at the time of surgical treatment for endometriosis and aryl hydrocarbon receptor repressor polymorphism.* Fertil Steril, 2009. 92(4): p.1240-1242.

면 상태가 변칙적으로 변하고 이것이 문제 행동으로 이어지는 경향이 있다. 일정 시간 길게 자지 못하고 수시로 깨어나면, 자신이 어디에 있는지 알지 못한 채 배회하거나 가벼운 의식장애 상태로 돌아다니는 섬망이 일어난다. 언제, 어떤 상태로, 어디로 갈지 알 수 없기 때문에 돌보는 가족으로서는 부담감이 클 수밖에 없다. 이러한 문제 행동도 하루 주기 리듬 수면장애의 영향을 받는다. 수면이 개선되면 문제 행동을 하지 않게 되기도 한다. 즉, 증상의 악화가 억제된다. 이것은 본인에게나 가족에게나 행복한 일이다.

하루 주기 리듬 수면장애를 조절하기 위해서는 높은 조도의 빛을 조사하는 광요법을 실시하거나 멜라토닌 또는 멜라토닌 수용체를 활성화시키는 약을 복용하는데, 이런 치료로 하루 주기 리듬이 수정되기도 한다. 종일 실내에서 누워 지내게 하지 말고 아침이 되면 일어나서 햇빛이 있는 곳으로 이동하거나 실외로 나가 빛을 쐬게 한다. 대화나 간단한 체조, 가벼운 운동 등을 할 수 있다면 더욱 좋을 것이다. 그러므로 정기적으로 노인 복지 시설에 가는 습관은 나쁘지 않다.

'위마니튜드(humanitude, 프랑스어로 인간다움이라는 뜻)'라고 해서, 인지증 환자를 돌볼 때도 그 사람의 인간성을 존중하고 눈을 똑바로 바라보면서 말을 걸며 커뮤니케이션을 하려고 노력하면 반응이 몰라보게 달라진다고 한다. 그래서 최근 들어 이 기술이 크게 주목받고 있다.

6장

숙면할 수 있는 환경을 만드는 방법

'통기성'이 좋은 침구를 선택해야 하는 이유

2010년 겨울, 침구 회사인 에어위브 사로부터 매트리스를 과학적으로 평가해달라는 의뢰를 받았다. 에어위브 사가 독자적으로 개발한 에어파이버 소재로 제조하는 고반발성 매트리스 '에어위브'는 2010년 당시 세계적인 운동선수들로부터 "개운하게 푹 잘 수 있다"는 평가를 받고 있었다. 수영의 기타지마 고스케(北島康介), 피겨스케이트의 아사다 마오(浅田真央), 테니스의 니시코리 게이(錦織圭) 같은 정상급 운동선수들이 해외 원정길에 에어위브를 가져갔고, 이들이 국제 대회에서 좋은 결과를 낸 뒤 에어위브 사의 로고가 찍힌 가방을 카트에 싣고 귀국하는 모습도 볼 수 있었다. 다만 일반인들이 일상적으로 사용하는 침구라는 인식이 없었다. 그래서 사장 겸 회장인 다카오카 모토쿠니(高岡本州)는 에어위브의 우수성을 알리기 위해 과학적으로 검증받기를 원한다고 요청했다.

처음에는 침구에 따라 수면의 질이 달라진다는 것을 과학적으로 증명할 수 있을지 의문스러웠다. 침구는 사람마다 취향이 다르다. 구조적으로 우수한지와, 누구나 쾌적하다고 느끼는지는 별개의 문제다. 하물며 수면의 질이라는 것은 계측하기 어렵다. 어떻게 데이터를 얻어야 할지 고심했다.

처음에 다카오카는 '고반발성'을 강조했다. 반발력이 높은 에어파이버가 몸을 확실히 떠받치므로 자는 동안에도 올바른 자세를 유지할 수 있어 피로를 효율적으로 풀 수 있다. 등이 자연스럽게 S자 곡선을 유지할 수 있으며, 자세를 바꾸기도 편하다. 이것이 커다란 특징이자 장점이었다.

그러나 나는 '통기성'에 주목했다. '공기(air)'를 '엮는다(weave)'는 상품명에 걸맞게 특수 소재인 에어파이버로 만들어 일반적인 매트보다 통기성이 훨씬 좋았던 것이다. 통기성이 좋으면 자연스럽게 체온을 변화시키기가 쉬워진다. 바로 이것이 과학적으로 접근할 지점이라고 생각했다.

세계 최초로 '침구와 수면의 질'을 과학적으로 증명하다

스탠퍼드 대학 수면생체리듬연구소 출신이며 현재는 도쿄 자혜회 의과대학 교수인 지바 신타로 선생이 이 실험 조사에 협력했다. 덕분에 지바 선생이 소장으로 있으며 수면 폴리그래프를 비롯해 각종 검사 기기를 갖춘 오타수면과학센터라는 선진적인 의료 시설에서 실험할 수 있었다.

건강하고 수면장애가 없는 젊은 성인 남성 10명(평균 연령 26.7

세)을 대상으로 실험했다. 이들을 두 그룹으로 나눠서 고반발성 매트리스와 같은 가격대의 저반발성 매트리스에서 자게 하고, 수면 시(23~07시)의 뇌파와 심부 체온(직장 온도로 계측)의 변화, 몸을 뒤척이는 횟수 등을 기록했다. 또한 잠에서 깼을 때 푹 잘 수 있었는지, 개운하게 눈을 뜰 수 있었는지 같은 주관적인 감각도 기록하게 했다. 다만 선입견을 갖지 않도록 매트리스의 비교 조사임은 알리지 않았다. 또한 외부 기온에 따른 계절적인 몸 상태 변화 등도 고려해 더운 시기와 추운 시기에 똑같이 실험했다.

각성했을 때의 심부 체온은 피부 온도보다 2도 정도 높지만, 잘 때는 심부 체온이 낮아진다. 그리고 심부 체온과 피부 온도의 차이가 줄어들었을 때 몸은 잠자기 좋은 상태가 된다. 심부 체온의 변화를 살펴본 결과, 저반발성 우레탄 매트리스의 경우 잠이 든 직후에는 다소 낮아졌지만 1시간쯤 지나자 낮아지지 않았고 오히려 약간 상승했다. 한편 에어위브의 경우는 잠이 든 직후부터 심부 체온이 원활하게 낮아졌고 그 상태가 4시간 동안 지속되었다(〈그림 6-1〉).

에어위브에서 잘 경우 저반발성 매트리스에 비해 심부 체온이 평균 0.3도 낮아졌고, 뇌파의 주파수를 분석한 결과 체온 저하와 함께 잠이 든 초기에 깊은 수면이 더 많이 나타났다(〈그림

〈그림 6-1〉젊은 성인 남성의 수면 시 심부 체온의 추이

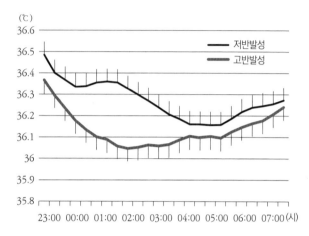

(℃)

저반발성
고반발성

23:00 00:00 01:00 02:00 03:00 04:00 05:00 06:00 07:00 (시)

Chiba, S., et al., *High rebound mattress toppers facilitate core body temperature drop and enhance deep sleep in the initial phase of nocturnal sleep*. PLoS One, 2018. 13(6): p. e0197521.

6-2〉). 같은 수면 시간 동안 깊은 수면이 더 많이 나타났으므로 양질의 수면을 취했다고 판단할 수 있다.

이 결과를 보고, 그렇다면 좀 더 나이가 많은 사람들은 어떨지 궁금했다. 젊고 건강한 사람은 체온 변화가 원활하다. 그러나 나이를 먹으면 심부 체온이 잘 내려가지 않는다. 그래서 이번에는 중년 및 노년기(55~65세)의 20명을 대상으로 같은 실험을 했다. 이들의 경우 심부 체온이 잘 내려가지 않기 때문에 젊

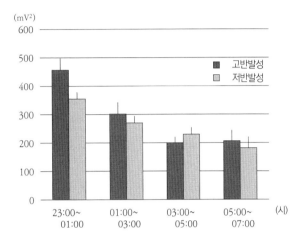

〈그림 6-2〉 뇌파의 주파수 추이(높을수록 깊은 수면)

Chiba, S., et al., *High rebound mattress toppers facilitate core body temperature drop and enhance deep sleep in the initial phase of nocturnal sleep.* PLoS One, 2018. 13(6): p. e0197521.

은이들처럼 큰 차이는 나타나지 않았지만, 역시 에어위브에서 잘 때 좀 더 체온이 낮아졌다. 그리고 이때 깊은 수면이 나타났음도 확인했다.

따라서 에어위브에서 잘 경우 수면 초기의 심부 체온이 더 많이, 지속적으로 낮아지며, 통기성이 좋아서 열 방출이 원활하면 심부 체온이 충분히 하락해 깊고 질 좋은 수면을 취하기가 쉽다는 사실을 알게 되었다.

우리는 2011~2012년에 걸쳐 실시한 실험 결과를 논문으로 정리했다. 수면의 질을 침구와 연관 지어 분석하고 실증한 세계 최초의 사례로, 스스로도 매우 자랑스러운 성과였다. 이 논문은 2018년 미국의 과학지인 〈플로스원(PLOS ONE)〉에 실렸다. 〈플로스원〉은 2006년에 창간된 최초의 오픈 액세스 학술지로, 〈네이처〉, 〈사이언스〉에 버금간다. 이 결과를 소개할 수 있었던 것도 동료 평가가 엄격한 과학지에 실렸기 때문이다.

체온 변화를 의식한 입면 준비

잠이 들 때의 체온 변화를 고려하여 침실의 환경, 좋은 수면을 위한 습관 등을 생각하는 편이 좋다. 심부 체온을 효과적으로 낮출 수 있다면 잠이 잘 오고 수면의 질도 높아질 것이다.

예를 들어 추운 계절에 뜨거운 목욕물이 가득한 욕조에 들어가면 몸이 따뜻해져서 기분 좋게 푹 잘 수 있을 것 같다고 생각한다. 몸이 따뜻해져서 수축된 혈관이 열려 혈액의 흐름이 좋아지고 열 방출도 촉진되므로 잠이 잘 온다. 그러나 입욕하면 심부 체온도 상승한다. 심부 체온은 피부 온도에 비해 잘 낮아지지 않는다. 입욕으로 일단 상승한 심부 체온이 원래의 심부 체온 이하로 내려가지 않으면 숙면으로 이어지지 않는다. 특히 입욕 직후에 가슴 부위에서 땀이 나면 자려고 해도 잠이 오지 않는다.

참고로, 40도의 목욕물에 15분 동안 몸을 담근 결과 신체의 내부 온도는 섭씨 0.5~0.6도 상승했다. 그리고 입욕 전의 심부 체온으로 돌아가기까지는 90분 정도가 걸렸다. 요컨대 잠자기 좋은 시점은 목욕을 마치고 나온 직후가 아니라 90분 정도가 지난 후다. 그러므로 자고 싶은 시각에서 90분 전에는 목욕을 마치는 것이 좋다. 샤워만 한다면 체온의 변화가 그다지 없으므로 수면 효과를 기대할 수 없다.

수면의 질을 높이고 싶다면 샤워를 하기보다 족욕을 하는 편이 효과적이다. 피부 온도를 높이고 열 방출이 잘되게 하므로 몸 전체를 뜨거운 물에 담그지 않아도 심부 체온이 낮아진다.

발이 차다면 족욕을 하라

냉증이 있는 경우 발이 차서 잠이 안 온다며 양말을 신고 자는 경우가 있는데, 이것도 주의해야 한다. 사실은 역효과를 부르기 때문이다.

발이 찬 것은 냉증으로 말초혈관이 수축된 상태다. 그 이상 열이 빠져나가지 않게 하므로 열은 잘 방출되지 않으며, 그런 탓에 심부 체온이 내려가지 않는다. 쉽게 잠들 수 있는 상태가 아닌 것이다. 이런 상태에서 양말을 신어 발이 따뜻해지더라도 그대로 자면 양말이 열 방출을 방해한다. 안 그래도 열이 잘 방출되지 않는 체질인데 양말을 몇 겹씩 신으면 더욱 열이 방출되지 않는 상태가 된다. 이런 사람은 족욕으로 발을 데워서 혈관을 열어 열이 잘 방출되는 상태로 만든 다음 양말을 신지 않고 자는 편이 좋다. 자기 전에 이불 속을 데워놓아도 좋을 것이다.

애초에 냉증은 체질을 개선해서 평소 손발의 혈류량을 증가시키는 것이 근본적인 해결책이다. 마사지를 해서 혈액 순환을 좋게 하고, 운동 부족인 사람은 몸을 움직여서 신진대사를 활성화하는 것이 중요하다.

나이가 들수록 실내 온도도 신경 써야 한다

실내 온도도 체온을 조절하는 중요한 요소 중 하나다. 한여름에 잠을 이루기가 어려운 것은 기온이 높은 탓에 심부 체온이 잘 내려가지 않기 때문이다. 에어컨이 몸에 좋지 않다며 에어컨을 켜고 자는 것을 꺼리는 사람이 있는데, 나이가 들수록 체온이 잘 내려가지 않기 때문에 더워서 잠을 이루지 못할 가능성이 훨씬 높아진다. 밤새 켜놓지는 않더라도 잠자리에 들기 조금 전부터 에어컨을 켜서 실내 온도를 낮추고 1~2시간 뒤에 꺼지도록 타이머를 설정해놓으면 잠들기가 수월해진다.

한편 추운 겨울에는 아침에 일어나기가 힘들다고 느낀다. 낮은 실내 온도가 심부 체온의 상승을 방해하기 때문이다. 이는 일어나기 1시간 전에 난방이 들어오도록 타이머를 설정해서 방을 데우는 방법으로 간단하게 개선할 수 있다. 실내 온도가 심부 체온이 오르는 것을 도와주므로 일어나기가 수월해진다.

실내 온도를 관리하면 심근경색이나 뇌출혈 등의 발병도 억제할 가능성이 있다. 혈관성 병변은 심부 체온이 가장 낮은 새벽 3시경에 자주 발생한다는 보고가 있기 때문이다. 이런 점에 입각해서 계절에 따라 수면·기상 시간을 조정하면 좋을 것이다.

일반적으로 여름철에는 24~26도, 겨울철에는 22~23도 정도가 쾌적한 실내 온도라고 한다. 그러나 습도나 외부 기온과의 차이에 따라서도 체감 온도가 달라진다. 그러므로 실내 온도가 몇 도일 때 가장 쾌적하게 느끼는지 알아두면 좋을 것이다.

체온도 중요한 생체 리듬 중 하나다. 체온 조절을 의식하면 수면의 질은 더욱 높아진다. 체온이 낮아지기 쉽게 만들어서 순조롭게 잠들면 최초의 비렘수면이 최고의 상태가 되므로 뇌를 빠르게 쿨다운시키기 위한 중요한 조건이라고 할 수 있다.

최적의 침구 소재는?

옛날에는 두껍고 무거운 솜이불이 일반적이었다. 과거 일본은 집 안 전체를 따뜻하게 하는 개념이 거의 없었고 부분 난방을 당연히 여겼다. 그래서 집이 추웠고, 잘 때 몸의 열을 빼앗기지 않도록 두껍고 무거운 이불을 덮을 필요가 있었다. 그러나 지금은 난방이 잘돼서 실내를 따뜻하게 유지할 수 있으므로 침구의 조건도 달라졌다. 겨울철에도 일정한 실내 온도가 유지되는 환경에서는 무거운 이불이 필요 없다. 따라서 가볍고 보온성이 높으며 곰팡이 걱정이 적은 깃털 이불이 인기를 끄는 것은 당연하다.

고온다습한 일본에 가장 어울리는 침구는 타월 이불이다. 지금은 배스 시트(Bath Sheets, 대형 목욕 타월)라고 해서 타월 소재의 침구가 있지만, 원래 서양에는 없었다. 흡수성이 좋은 타월 소재로 모포 같은 느낌의 여름용 이불을 만들면 좋겠다는 발상으로 일본에서 탄생한 제품이다. 아기나 아동은 특히 체온의 변화가 극심해서 자면서 땀을 많이 흘리는데, 타월 소재라면 세탁하기도 좋다. 참고로 어른은 하룻밤 동안 한 컵 정도의 땀을 흘린다. 땀을 흘림으로써 피부에서 열을 방출해 심부 체온을 낮추는 것이다.

침구에 대한 취향은 사람마다 다양하겠지만, 잘 때는 열 방출이 잘되는 것이 바람직하므로 우수한 통기성이 중요하다. 매트리스나 요, 이불, 베개 혹은 잠옷도 자연스러운 체온의 변화를 방해하지 않는 통기성이 좋은 것, 땀을 흘리면 금방 흡수해주는 흡습성이 좋은 것이 가장 좋다.

여담이지만, 내게는 요 몇 년간 어디를 가든 항상 가져가는 소재의 의류가 있다. 3M의 '신슐레이트(Thinsulate)'라는 소재인데, 나는 등산용품으로 유명한 몽벨 사가 겨울 스포츠웨어용으로 개발한 제품을 애용한다. 얇으면서도 따뜻하고 통기성까지 좋다. 미세한 섬유 속이 마카로니처럼 비어 있어서 그곳에 공기가 갇혀 단열 효과를 내는데, 북극곰의 체모 구조에서 힌트를 얻었다고 한다. 깃털은 세탁할 때 신경을 많이 써야 하지만, 신슐레이트는 합성 소재이므로 가정에서 손쉽게 세탁할 수 있다. 또한 다운 재킷은 들고 다니기에 부피가 있지만 신슐레이트는 얇아서 부피를 적게 차지한다.

한편 통기성이 좋아서 더울 때 후끈거리는 느낌도 없고 보습성도 높아서 급격하게 체온이 낮아지는 것을 막아준다. 나는 이너 재킷, 조끼, 아우터 등 여러 벌을 사서 여름철 이외에는 항상 가지고 다니며 잠옷으로도 사용한다. 실내 온도를 조절할 수 없는 비행기에서 입을 아우터로도 좋다. 나는 농담 삼아서 "신슐레이트 잠옷 덕분에 감기에 걸리지 않게 되어서 수명이 10년은 늘어났을지도 모르겠어"라고 말하곤 하는데, 무조건 농담으로 치부할 수만은 없을지도 모른다.

최근에는 신슐레이트가 침구 소재로도 사용되기 시작했다.

머리는 시원하게!

베개도 수면의 질을 높이기 위해 중요하다. 높이, 목 각도, 재질과 딱딱함, 똑바로 누워서 자느냐, 옆으로 누워서 자느냐 등등, 사람들이 베개에 요구하는 요소는 천차만별이다. 이것저것 사서 써봤지만 아직도 이상적인 베개를 만나지 못했다는 사람 또한 꽤 많다.

나는 일본에 오면 각 지역의 호텔에 묵는 일이 많은데, 베개를 여러 종류 준비해놓은 호텔도 있어서 다양한 베개를 시험해볼 기회가 된다. 그리고 여러 가지 베개를 써본 결과 이것만큼은 확실히 말할 수 있게 되었다. '저반발성 베개는 내게 맞지 않는다'는 것이다.

고밀도의 우레탄 소재를 사용한 저반발성 베개는 감촉이 부드럽고 그 사람의 머리 모양에 딱 맞게 변한다는 점에서 편하게 잠을 잘 수 있다며 인기가 높지만, 열이 갇혀서 잘 빠져나가지 않는다는 결점이 있다. 뇌의 온도는 신체의 심부 체온과 같다. 좀 더 정확히 말하면 뇌의 온도가 내려가니까 졸음이 오는 것이다. 수면은 뇌를 진정시키는 작용을 하므로 물리적으로도 뇌를 식혀주는 편이 좋으며, 뇌를 식히면 수면이 촉진된다. 따라서 통기성이 나빠 열이 빠져나가지 않는 베개는 수면의 질을 그다지 높여주지 못한다고 생각할 수 있다. 앞에서 체온은 열 생산과 방출을 통해 조절된다고 말했는데, 외적 환경 인자 때문에 열이 갇혀서 쌓이는 울열(鬱熱)을 제3의 인자로 드는 연구자도 있다.

베개도 매트리스도 그렇지만, 저반발성을 앞세운 제품은 신체의 라인에 맞춰서 밀착된다는 특징이 있다. 그래서 몸에 딱 맞는 편안함을 느낄 수 있지만, 한편으로 밀착성이 높은 만큼 열이 쌓이기 쉽다는 의미이기도 하다. 특히 우레탄 소재는 통기성이 좋지 않다. 또한 흡습성은 있어도 수분이 증발하지 않는다.

그렇다면 고반발성 베개는 어떨까? 사실은 고반발성 베게 중에도 우레탄 소재를 사용한 제품이 매우 많다. 우레탄 계열의 소재를 사용해도 통기성과 흡습성이 좋은 제품이 있을지 모르지만, 일반적으로는 열이 쌓이기 쉽다고 할 수 있다.

운동선수 100명의 매트리스 취향

에어위브 사가 운동선수의 수면에 매우 관심을 쏟고 있어서, 2014년 소치 동계올림픽에 참가한 일본인 운동선수 100명의 매트리스 취향을 분석한 적이 있다. 그 결과를 한마디로 말하면, 몸무게가 많이 나가는 사람은 딱딱한 매트리스를 선호하고 적게 나가는 사람은 부드러운 것을 선호하는 경향이 있었다.

물론 이것은 몸무게만의 문제가 아니다. 체격의 차이, 즉 스포츠의 종류에 따른 근육 단련 상태와 체형 등도 관계가 있었다. 예를 들어 체형이 날씬하고 부드러운 근육을 가진 피겨스케이트 선수와 몸집이 크고 단단한 근육을 가진 봅슬레이 선수는 쾌적하다고 느끼는 매트리스의 질이 상당히 달랐다.

일류 운동선수일수록 자신의 신체 컨디션을 조정하는 방법을 잘 파악하고 있다. 그리고 어떻게 해야 수면의 질을 높일 수 있을지도 열심히 궁리한다. 그래서 좋은 수면을 위한 조건에 대해서도 아는 것이 많다. 언젠가 그런 데이터도 정리해서 운동 성과를 높이는 수면 방법의 과학적 근거를 이끌어내고 싶다.

취향이라면 주관적, 감각적이고 모호한 것처럼 생각되지만, 그 사람이 선호하는 이유는 체력이나 체형에 따라서도 좌우된다. 직업이 무엇인지, 즉 어떤 근육이 잘 피로해지고 긴장하기 쉬운지에 따라서도 달라지며 나이에 따라서도 변화한다. 수면 연구라고 하면 수면장애의 메커니즘을 해명하고 치료법을 찾는 것을 떠올리기 쉬운데, 건강한 사람의 수면의 질을 높이는 것 또한 중요한 연구라고 생각한다.

일본의 가정은 조명이 너무 눈부시다?

나는 미국 생활에 익숙해서 그런지, 일본에 돌아오면 눈이 너무 부시다고 느낄 때가 많다. 그 예 중 하나가 레스토랑이다.

미국의 음식점은 밤에 조명을 매우 어둡게 하는 까닭에 일본의 음식점은 밤에도 정말 환하다는 생각을 자주 한다. 호텔의 실내도 상당히 밝다.

애초에 가정의 조명이 완전히 다르다. 요즘은 형광등이 줄어들고 천장에 설치하는 유형이 많아진 듯한데, 일본에는 백색 계열의 조명을 환하게 켜놓는 가정이 많다. 한편 미국의 경우는 조명으로 형광등이나 천장 등을 사용하는 가정이 거의 없다. 오렌지 색 계열의 간접 조명만을 사용하는 것이 기본이다.

왜 미국의 가정은 조명이 어두울까? 그것은 가정을 편히 쉬는 장소로 여기기 때문이기도 하다. 서양의 백인종 사람들은 눈의 색소가 옅어서 백색 계열의 등을 매우 눈부시게 느낀다. 물론 사무실이나 학교에는 밝은 조명이 사용되지만, 일본만큼 밝지는 않다.

무작정 미국이 옳다고 말할 생각은 없지만, 수면의 질 관점에서 일본은 야간 조명이 너무 밝다. 밤은 어두운 것이 정상이다. 억제할 부분은 억제해서 몸이 휴식 모드에 들어가기 쉽도록 배려해주는 편이 좋을 것이다. 거실의 조명은 밤에 오렌지 색 계열의 색감으로 바꾸고, 아니면 간접 조명으로 교체한다. 목욕탕과 화장실의 조명도 밝기를 낮춘다. 침실의 등도 어둡게 한다. 특히 블루라이트 계열은 피하고 따뜻한 색 계열을 사용한다. 이는 자기 전의 환경을 정비해서 체내 시계가 착각을 일으키지 않도록 하는 것이다.

한밤중에 화장실에 가려고 일어났다가 그 뒤로 잠을 이루지 못했다는 사람을 자주 보는데, 자다가 도중에 일어났을 때 밝은 조명이 눈에 들어오면 각성 스위치가 켜질 가능성도 있다. 그럴 경우 화장실에 갈 때 빛이 직접 눈에 들어오지 않도록 발밑을 비추는 조명으로 바꾼다. 이와 같이 야간 조명을 바꾸기 위해 여러 가지를 생각해볼 수 있다. 그리고 눈부신 조명은 아침에 사용하자.

이렇게 때에 맞춰서 적절한 밝기의 조명을 사용하면 체내 시계를 조정하기가 더욱 쉬울 것이다.

저녁 식사는 잠들기 2~3시간 전에 끝마친다

"배가 고파서 잠이 안 오네……."

이런 경험을 해본 적 없는가? 특히 야간에 배가 고프면 일반적으로 야간에 분비가 억제되는 각성 호르몬인 '오렉신(하이포크레틴)'(204쪽 참조)의 분비가 증가해 잠이 오지 않는다.

동물에게는 공복 상태가 되면 먹이를 찾는 본능이 있다. 굶

주리고 있는데 한가하게 자고 있을 여유가 없다. 오히려 각성 수준을 높여서 먹이를 찾는 데 힘써야 한다. 인간의 신체에 이런 야성적인 본능이 얼마나 강하게 남아 있는지는 알 수 없지만, 공복 상태가 되면 잠이 오지 않는 기능만큼은 제대로 발동한다. 그런 까닭에 다이어트를 위해 저녁 식사를 거르면 수면의 질이 영향을 받게 된다.

배가 부르면 잠이 온다. 그러나 소화기관이 열심히 활동하고 있는데 그대로 자면 신체 기능의 스위치를 꺼놓지 못한다. 이 또한 수면의 질을 떨어뜨리는 결과를 낳는다. 이런 상황에서는 섭취한 음식물이 에너지로 사용되지 않고 지방으로 축적된다고 알려져 있는데, 야간에 발현하는 시계 유전자 중 하나가 지방을 축적하는 효소의 작용을 높인다는 사실도 최근의 연구를 통해 판명되었다.

소화 활동은 진정되었지만 공복은 느끼지 않는 상태에서 잠을 자기 위해서는 잠자리에 들기 2~3시간 정도 전에 저녁 식사를 마쳐야 한다. 올빼미형 생활을 하게 되면 저녁 식사 후에 깨어 있는 시간이 길어진다. 예를 들어 오후 7시에 저녁을 먹었는데 11시 넘어서까지 깨어 있으면 식사 후 4시간이 지난 상태이므로 살짝 출출해진다. 그래서 무엇인가를 먹게 된다.

수면 시간이 짧으면 식욕 증진 작용을 하는 호르몬인 그렐린이 증가하거나 포만 중추에 작용하는 호르몬인 렙틴이 감소하기 때문에 살찌기 쉽다고 했는데, 수면·각성의 리듬과 섭식 생활은 서로 연결되어 있다. 깨어 있는 시간이 길어질수록 섭식 행위도 증가한다. 오후 11시 이후에 취침하는 습관을 바꿀 수 없다면 저녁 식사 시각을 늦추는 편이 좋다.

건강한 수면 주기를 위한 행동 규칙

뇌는 자극을 받으면 활동한다. 신체와 함께 뇌도 휴식 모드에 들어가기 쉽게 하려면 뇌를 자극하는 일은 삼가는 편이 좋다. 자율신경으로 말하면 부교감신경이 우위가 되어서 평온하고 차분하게 보낼 수 있도록 하는 것이 중요하다.

현대 사회의 커다란 문제 중 하나는 잠들기 직전까지 디지털 기기를 사용하는 사람이 많다는 것이다. 컴퓨터나 스마트폰 등의 액정 모니터는 블루라이트를 발산하기 때문에 멜라토닌의 생성을 저해하며 체내 시계를 어지럽히는 원인이 되는데, 문제는 빛만이 아니다. 디지털 기기를 조작하고 정보를 얻거나 뇌와 커뮤니케이션을 하는 행위 자체가 뇌를 계속 자극한다.

5장에서도 언급했지만, 가능하면 밤에 몇 시 이후에는 디지털 기기로부터 멀어지는 습관을 들이는 편이 좋다고 생각한다. 적어도 잠자리에 들기 1시간에서 1시간 반 전에는 사용을 멈춰야 한다. 특히 아동은 사용 시간을 제한할 필요가 있다. 스마트폰 등은 밤에 부모가 보관하거나 부모의 눈에 들어오는 곳에서 관리한다. 밤에는 스마트폰을 들여다보면 안 된다는 의식을 심어주는 것은 자녀의 건강과 생활 태도에 큰 영향을 끼친다. 물론 이를 철저히 습관화하려면 부모도 규칙을 지켜야 한다.

또한 외부에서 들어오는 자극만 있는 것은 아니다. 무엇인가를 골똘히 생각하기 시작하면, 예를 들어 걱정거리에 관해 생각하기 시작하면 연상 게임처럼 생각이 끊임없이 확대된다. 이런 걱정, 불안 같은 내부에서의 요소도 뇌를 자극해 수면을 방해한다.

뇌의 스위치를 꺼서 잠의 세계로 들어가기 쉽게 만드는 키워드는 '단조로움'과 '지루함'이다. 단조롭고 지루하다는 느낌이 수면을 유도하는 것이다. 잠에 들기 전에는 음악이든 책이든 단조롭고 지루해지게 하는 것이 좋다. 몸이 리듬을 타고 싶어지는 음악, 재미있어서 계속 읽고 싶어지는 책은 낮에 즐기고 취침 전에는 피하자.

밤이 되면 수면 욕구가 높아져서 자연스럽게 졸음이 온다.

이런 리듬을 촉진하려면 정해진 흐름에 따라 생활하는 것이 중요하다. 저녁 식사를 하고 욕탕에 몸을 담그는 시간을 정해서, 항상 일정한 패턴에 따라 저녁 시간을 느긋하게 보내고 일정한 시각에 잠자리에 드는 식으로 늘 똑같은 과정을 반복하는 것이 좋다.

《제인의 분홍 이불》이라는 어린이 그림책이 있다. 좋아하는 분홍 이불이 없으면 잠을 못 자는 어린 소녀의 이야기인데, 아이들에게는 모포나 이불, 봉제 인형 등 안심하고 잘 수 있는 물건이 있다. 그런 것들이 수면을 유도하는 이유는 무엇일까? 피부나 손에 느껴지는 기분 좋은 감촉, 그것에 스며들어 있는 익숙한 냄새 같은 감각적인 편안함이 안심하게 하기 때문이다. 어떤 어머니가 낮에 입고 있었던 옷을 자녀의 이불 위에 올려놓았더니 아이가 잠을 잘 자더라는 이야기를 들은 적이 있다. 어머니의 냄새는 자녀에게 커다란 안심감을 준다. 또한 책을 읽어주면 잠을 잘 자는 아이는 이야기 듣기를 좋아하기도 하지만, 어머니나 아버지의 목소리를 들으면서 편안함을 느끼기도 할 것이다.

어른도 잠들기 위한 좋은 조건을 다양하게 갖고 있으면 더욱 쉽게 잠들 수 있다. 그런 조건의 예로 끌어안고 자는 베개가 있는데, 이는 몸의 긴장을 풀기 쉬운 자세를 만들어주기 때문이다. 잠자는 모습을 보면 그 사람이 얼마나 피곤한 상태인지 알 수 있다고 하는데, 끌어안고 자는 베개가 있으면 잠이 잘 온다는 사람은 그로 인해 긴장감이 풀리는 자세를 쉽게 취할 수 있기 때문이다. 증기로 눈을 따뜻하게 해주는 유형의 아이마스크가 잘 팔리는 이유는 눈의 피로를 느끼는 사람이 많기 때문일 것이다. 편안함을 느끼게 해주는 아로마, 긴장을 풀어주는 음악이나 파도, 비, 시냇물 등의 소리, 편안한 감촉의 침구나 잠옷, 머리 마사지, 호흡법도 그렇다.

잠이 들면 감각이 차단되므로 향도 소리도 느끼지 못하게 되지만, 편안하게 잠으로 이끌어주는 좋은 장치가 있으면 처음에 깊은 비렘수면이 출현하는 좋은 수면 주기에 들어가기가 쉬워진다. 향기나 소리가 수면에 끼치는 효과에 관한 논문은 상당히 많다. 다만 그중 80%는 과학적인 신빙성을 판단하기가 어렵다는 말도 있다. '논문이 틀렸다'는 말이 아니라 모든 사람에게 효과가 있다고 단언할 수 없다는 뜻이다. 그러나 그런 것이 수면에 좋지 않은 효과를 불러오는 일은 거의 없다고 생각된다. 그러므로 이것저것 시험해보고 효과가 있다는 생각이 든다면 계속 써보기 바란다.

알람은 두 번 울린다

수면의 질은 눈을 떴을 때의 개운함에 크게 좌우되므로 상쾌하게 눈을 뜨는 것이 중요하다. 그런데 다시 알림(스누즈) 기능을 사용해서 몇 분 간격으로 알람이 울리도록 설정하면 그다지 개운하게 눈을 뜨지 못할 것이다. 알람이 몇 번씩 울리는데도 좀처럼 일어나지 못한다면 몸이 아직 깨어날 준비가 되어 있지 않은 단계라는 뜻이다. 몸의 리듬이나 수면의 메커니즘을 고려해서 알람의 타이밍을 설정한다면 스트레스 없이 일어날 수 있다.

2장에서도 소개했지만, 내가 고안한 타임 윈도 알람은 기본적으로 알람을 두 번 울린다. 오전 7시에 꼭 일어나야 한다면 첫 번째 알람은 6시 40분에 맞춰놓는다. 이때 첫 번째 알람 소리는 작게 설정한다. 첫 번째 알람 소리에 금방 일어나지 못한다면 아직 깊은 수면 중이라고 생각할 수 있는데, 알람 소리를 크게 설정해서 깊은 수면을 중단시키면 개운하게 눈을 뜰 수 없다. 그래서 수면이 얕아지는 시각을 예상해 20분 정도 간격을 두고 두 번째 알람을 7시에 맞춰놓는다. 두 번째 알람 소리는 크게 설정한다.

이렇게 하면 첫 번째 알람이 그다지 스트레스가 되지 않는다. 시험 삼아 첫 번째 알람과 두 번째 알람의 간격을 15분이나 30분 등으로 바꿔서 설정해봐도 좋다. 첫 번째 알람 소리에 금방 일어날 수 있다면 상쾌한 기분으로 개운하게 깰 것이다. 일어나고 싶은 시각보다 일찍 일어났으므로 느긋하게 아침 식사를 한다든가 가벼운 체조를 하는 등 시간을 의미 있게 보낼 수 있다. 자율신경도 교감신경이 우위가 되며, 마음에도 여유가 생긴다.

수면의 깊이를 자동으로 감지해서 알람을 울려주는 자명종 시계도 고안되었지만, 아직은 알람으로 이용할 수 있을 만큼 수면의 깊이를 정확히 감지하지 못한다. 타임 윈도 알람이 얼마나 효과가 있는지도 언젠가 조사해볼 생각이다.

선잠도 잘 자면 좋다

느긋하게 텔레비전을 보다가 자신도 모르는 사이에 소파에서 선잠을 잘 때가 있다. 그러다 번뜩 정신이 차려보니 목을 희한한 방향으로 꺾어 잔 탓에 목이 아프다. 혹은 에어컨의 바람을 직접 쐬는 바람에 여름 감기에 걸린다……. 흔히 겪는 일이다.

꾸벅꾸벅 졸다가 자신도 모르게 잠이 드는 것은 어떤 의미에서 기분 좋은 일이다. 사실 졸음이 온 뒤에 전등도 텔레비전도 끄고 잠자리에 들어가 제대로 자는 것이 가장 좋지만, 선잠을 자는 일이 종종 있다면 양질의 가면을 취할 수 있도록 환경을 좋게 만드는 방법을 궁리한다.

소파는 목을 심하게 굽히거나 다리를 움츠리는 등 불편한 자세가 아니라 다리를 쭉 펴고 잘 수 있는 유형으로 바꾼다. 애초에 소파는 앉기 위한 가구가 아니라 누워서 편히 쉬기 위한 가구이기도 하다. 가장 졸릴 때 불편한 자세로 자는 것은 너무나 아깝다. 특히 그 장소가 편히 쉴 수 있는 자신의 집이라면 더욱 그렇다. 아울러 베개 대신 사용할 쿠션이나 모포도 준비해서 어차피 잘 바에는 양질의 수면을 취하는 편이 좋지 않을까? 등걸잠용 매트리스라든가 선잠용 베개도 지금은 제품이 다양하므로, 그런 침구를 준비해놓기만 해도 선잠의 질이 달라진다. 단시간의 가면이라도 자는 자세나 환경을 바로잡아서 양질의 수면을 취하는 것도 수면에 대한 의식을 바꾸는 일이다.

또한 수면 문제를 방치하지 않는 것도 양질의 수면을 위해 중요하다. 수면 중에 일어나는 일이므로 자각 증상이 없을 때도 있지만, 가족의 목소리를 무시하지 않고 귀를 기울이는 마음가짐이 필요하다. 수면장애도 초기라면 생활 습관이나 환경을 바꿔 개선할 수 있는 경우가 많다. 반대로 계속 진행되면 큰 병으로 이어질 위험도 있으니 주의하기 바란다.

7장

수면장애에 관해 알아둘 것

수면장애의 종류와 증상

뭉뚱그려서 수면장애라고 하지만, 그 병태는 다양하다. 현재 국제 기준(미국수면의학회의 분류인 ICSD-3)에 따르면, 64종이나 되는 진단명이 수면장애로 기재되어 있다.

이것을 크게 나누면 다음과 같다.

1. 불면증

2. 수면 관련 호흡 장애

3. 중추성 과면증

4. 하루 주기 리듬 수면·각성 장애

5. 사건 수면

6. 수면 관련 운동 장애

7. 기타 수면장애

좀 더 알기 쉽게 정리하면, 수면에 관한 문제를 본인이 자각할 수 있는 경우와 깨닫지 못하고 가족 등 타인에게 지적받아 알게 되는 경우로 나눌 수 있다.

- 자각할 수 있는 증상

  • **불면**(잠이 잘 오지 않는다. 중간에 깨거나, 다시 잠들지 못한다. 일찌 감치 잠에서 깬다. 숙면했다는 감각이 부족하다)

  • **과면**(하루 종일 졸려서 견딜 수 없다. 서 있거나 앉아 있는 채로 자다가 주의를 받는다)

  • **취침 시의 이상 감각**(다리가 근질거리거나, 화끈거리거나, 다리를 가만히 내버려두지 못해서 잠을 제대로 이루지 못한다. 저녁 이후에 악화된다)

- 타인에게 지적받아 알게 되는 증상

  • **코골이, 무호흡, 이갈이 등**(코를 곤다. 자고 있는 동안 숨이 멈춘다. 갑자기 숨이 막힌 듯이 코골이가 멈춘다)

  • **수면 중의 이상 행동**(잠이 덜 깬 행동. 잠꼬대. 수면 중의 고함·비명)

  • **수면 중의 이상 운동**(갓 잠이 들었을 때나 밤중에 다리가 경련을 일으키듯 움직인다)

이 중에 해당되는 증상은 없는가?

원인 불명의 수면장애

오늘날 많은 사람이 수면에 문제를 안고 있다. 예전에는 의료 기관을 찾아가서 치료받는 중증 상태를 수면장애라고 불렀다. 그러나 병이라고 할 정도는 아닌 경증이거나 자각 증상이 없는 경우라도, 건강 피해나 생산성의 저하를 일으킨다는 사실이 밝혀짐에 따라 수면장애의 개념은 더욱 넓어졌다. 미국에서 실시한 역학 조사에 따르면 미국 내의 잠재적인 수면장애 환자는 7,600만 명 정도로 추정된다. 일본도 인구 대비 2,500만 명 정도의 잠재적인 수면장애 환자가 있다고 볼 수 있다.

현상은 알고 있지만 그 원인은 아직 판명되지 않은 것도 많다. 원인을 모르면 근본적인 치료가 어려워 대증 요법에 그칠 수밖에 없다. 그런 상황인 까닭에 약의 과용이라는 문제도 일어나기 쉽다.

불면증도 정말 어려운 문제다. 주관적으로 불면 증상이 있다고 해서 반드시 불면증이라고는 말할 수 없다. 그러나 객관적인 검사인 수면 폴리그래프 검사를 실시해도 이것이 있으면 불면증이라는 명확한 양성 소견은 없다.

불면과 과면은 언제나 표리일체다. 낮에 과면 증상이 있는 탓에 밤에 자야 할 시각에 잠들지 못하는 경우도 있다. 수면무호흡증후군이나 다리를 가만히 내버려두지 못하는 하지불안 증후군도 수면이 얕아지기 때문에 불면을 느끼는 경우다.

불면증이 있는 사람 중에는 잠을 못 자는 것 자체를 불안하게 느끼는 경우도 있다. 불안 신경증 같은 것이다. 그런 환자는 불면 상태를 지나치게 신경 쓰기 때문에 증상에 대해 과도하게 예민해지는 측면이 있어서, 스스로 살펴보는 것으로는 정확한 상황을 파악하기 힘들다. 극단적인 경우, 불면인 것으로는 보이지 않더라도 환자 자신이 잠을 잘 수 없다거나 잠을 자도 잔 것 같지 않다고 호소하면 불면 상태라고 판단하는 수밖에 없다. 그런 까닭에 주관적인 불면이 반드시 객관적인 불면은 아니라고 해도 결국은 본인의 느낌을 바탕으로 원인을 찾을 수밖에 없다. 개중에는 방치했다가는 큰일 나는 병일 경우도 있다. 쉽게 진단할 수 없다고 해도 수면에 문제를 안고 있다면 역시 철저히 조사해야 한다.

수면장애는 원인으로 의심되는 요소를 하나하나 제외시켜가는 '제외 진단'으로 치료할 경우가 많다. 그리고 진단받을 때는 특히 어떤 점에 곤란을 느끼는지를 명확히 하는 것이 중요하다. 잠이 잘 오지 않아서 괴로운지, 낮에 자꾸 졸음이 와서 곤란한지, 자각은 없지만 가족들이 걱정하는 문제가 있는지 등등, 그저 잠을 잘 수 없다고 말하지 말고 무엇이 가장 문제인지, 무엇에 곤란을 느끼고 있는지 명확하게 말하자. 그러면 무엇부터 개선해야 할지 구체화된다.

수면을 개선하기 위해서는 자신의 수면에서 '무엇이 가장 문제인가?'를 자각하는 것이 중요하다.

수면장애가 반드시 유전적인 것은 아니다

"수면장애도 유전적인 자질과 관계가 있나요?"라는 질문을 종종 받는다.

유전 요인도 전혀 관계가 없지는 않다. 개중에는 가족성, 즉 그 가계에서 자주 나타나는 병도 있다. 그러나 일반적으로 자주 볼 수 있는 수면장애는 여러 유전자의 영향을 받기 때문에 무엇과 관계가 있는지 특정하기 어렵다.

수면장애뿐만 아니라 다양한 병과 관련해서 신문이나 인터넷에 "병의 감수성 유전자가 발견되었다"는 뉴스가 실리곤 한다. 이것을 보면 그 유전자만 조사하면 병의 원인을 특정할 수 있을 것만 같지만, 실제로는 그렇지 않다. 모든 염색체상에는 개인차를 나타내는 표지(marker)가 수십만 개나 있는데, 그 표지의 다형(多型)과 병의 발병이 연결되어 있을 때가 있다. 말하자면 혈액형과 같이 개인차가 있는 DNA의 배열이 염색체 곳곳에 존재하며, 어떤 혈액형이 질환과 관련 있는지 샅샅이 조사해야 한다. 그러나 앞에서도 언급했듯이, 자주 볼 수 있는 수면장애는 다인자 유전으로 여러 유전자의 영향을 받기 때문에 수많은 관련 유전자 중 어떤 유전자 하나를 발견했다고 해서 그것으로 원인을 밝혀낼 수 있는 것은 아니다.

또한 표지는 유전자 자체가 아니라 그 근처에 질환 감수성 유전자가 존재할 가능성을 암시할 뿐이다. 실제로 그 주변에 있는 유전자를 하나하나 조사해서 특정 유전자가 질환의 발병에 관여하고 있는지 조사하는 실험을 거듭해야 그 유전자가 정말로 질환 감수성 유전자인지 알 수 있다.

하지불안증후군도 감수성 유전자가 5개 정도 발견되었지만, 각각의 유전자가 어떤 식으로 병의 발병에 관여하는지까지는 아직 알지 못한다. 5개의 유전자 전부에 변이가 있으면 질환의 발병 빈도는 변이가 전혀 없는 사람에 비해 8배 정도 높아진다, 그러나 대부분의 환자는 1~2개 유전자에 변이가 있거나 아예 변이가 전혀 없다.

다인자 유전에 따른 질환은 환경 요인의 영향도 받는다. 그런 의미에서 수면장애의 경우 유전적인 요인이 있지만 환경 요인의 영향도 받을 때가 많다는 식으로 모호하게 말할 수밖에 없다. 다만 그렇기에 환경을 바꾸면 증상이 개선될 가능성도 높다.

코골이와 수면무호흡증후군의 관계

수면 상태에 들어가면 신체의 근육은 이완되며 힘이 빠진다. 잠든 아이를 안으면 평소보다 무겁게 느껴지는 이유는 근이완으로 몸이 축 늘어지기 때문이다. 따라서 수면 시에는 기도나 혀 주변의 근육도 힘이 빠져서 느슨해진다. 이때 혀가 밀려 들어가서 좁아진 기도를 막는 상태가 수면무호흡증후군이다. 이것이 의학적인 수면장애로 확인된 시기는 1950년대이지만, 증상 자체는 그보다 100년 전부터 알려져 있었다. 영국의 소설가인 찰스 디킨스(Charles Dickens, 1812~1870)의 《픽윅 보고서(Pickwick paper)》라는 작품에는 조라는 뚱뚱한 소년이 항상 코를 크게 골며 낮잠을 잔다는 묘사가 나오는데, 명백한 수면무호흡증후군으로 생각된다. 디킨스는 1837년에 이 소설을 발표했다. 여기에서 유래해 수면무호흡증후군을 '픽윅증후군'이라고 부르기도 한다.

수면무호흡증후군은 생활 습관에 따라 내장지방이 많은 체형이 잘 걸리는 경향이 있다. 비만과 함께 혈액이 끈끈해지기 때문에 고혈압, 당뇨병 등의 생활습관병에 걸리기도 쉽다. 나아가 심근경색, 뇌출혈, 뇌경색 등을 일으킬 위험성도 높아서 2~4배에 이른다고 한다.

코를 크게 골 때가 많으므로 함께 자는 가족에게 피해를 끼치며, 호흡이 멈춘 뒤에 숨을 가쁘게 몰아쉬는(재호흡) 모습을 보면 걱정스러울 정도다. 그러나 본인은 그다지 위기감이 없을 때가 많다.

자각 증상이 없더라도 가족에게 지적을 받으면 비디오카메라를 설치해서 자신의 수면 상태를 확인해보는 편이 좋다. 숨 쉬는 소리를 녹음하기만 해도 무호흡이나 그 후의 재호흡 상황을 알 수 있다.

코골이와 수면무호흡증후군의 연관성이 깊다고 하지만, 코를 곤다고 해서 수면무호흡증후군인 것은 아니다. 코골이가 수면에 문제를 일으키는지 여부는 혈중(동맥혈)의 산소 포화도가 저하되었는지를 살펴보면 대략적으로 알 수 있다. 펄스옥시미터(pulse oximeter, 산소 포화도 측정기)를 차서 빛을 투과시켜 혈중 산소를 측정하는데, 측정 결과 혈중 산소 포화도가 저하되지 않거나 수면 중에 호흡이 멈추지 않는다면 그다지 문제는 없다고 할 수 있다.

다만 호흡이 멈추지 않는 코골이라고 해도 낮에 졸립다면 혈중 산소 포화도가 낮아졌을 가능성이 있다. 또한 코를 골지 않더라도 기도의 저항이 강한 사람은 혈중 산소 포화도가 저하될 경우도 있으므로 코골이만으로는 판단할 수 없다.

수면무호흡증후군은 수면장애 중에서도 치료할 필요성이 큰 질환이므로, 조짐을 느꼈다면 되도록 빨리 전문의를 찾아가 치료를 받아야 한다.

꿈에 따라 몸을 움직이는 렘수면 행동 장애

수면 중에는 근육이 이완되어 움직이지 않는 상태가 되는데, 그 억제 기능에 문제가 발생해 신체가 움직이는 바람에 곤란한 일이 일어나기도 한다. 이것이 '렘수면 행동 장애'다.

렘수면일 때는 약 80%의 확률로 꿈을 꾼다. 비렘수면일 때도 꿈을 꾸기는 하지만, 꿈의 질이 다르다. 비렘수면일 때의 꿈은 막연하지만, 렘수면일 때 꾸는 꿈은 줄거리가 있다. 그리고 렘수면에서는 여러 가지 꿈을 꾼다. 눈을 떴을 때 꿈이 기억난다면 대체로 수면의 마지막, 깨어나기 직전에 꾼 꿈이다.

일반적인 렘수면 상태에서는 대뇌피질 운동 영역의 신경은 활동하되 운동계의 신경 전달은 억제하는 기능이 작동하고 있다. 그런데 그 억제 기능이 방해를 받으면 수면 중에 꿈의 내용에 대응해 몸이 움직인다. 자신의 의지와는 상관없이 불수의 운동이 일어나는 것이다. 이것이 렘수면 행동 장애다.

실제로 어떤 일이 일어날까? 예를 들어 농구하는 꿈을 꿨다면 자면서 슛을 한다. 권투를 하는 꿈을 꿨다면 주먹을 뻗는다. 함께 자고 있는 파트너를 때려서 상해 사건으로 발전한 사례도 있다. 이것도 수면장애인 것을 모르면 자다가 갑자기 날뛰기 시작하니 무슨 일인가 싶어서 당황하게 된다. 실제로 깜짝 놀란 가족이 귀신한테 홀린 모양이라고 호소하는 일도 있다. 다만 섬망 상태와 다른 점은 증상이 나타나는 동안 각성 자극을 주면 즉시 깨어나며, 이상 행동의 근원이 된 꿈을 기억할 수 있다는 점이다.

렘수면 행동 장애는 남성에게서 많이 나타나며, 파킨슨병이나 레비 소체형 인지증 등 특정한 신경 변성 질환일 경우에 일어나기 쉽다. 그런 질환의 증상이 명확하게 출현하기 전에 이런 장애가 나타나기도 한다. 그러나 렘수면 행동 장애를 통해 파킨슨병이나 레비 소체형 인지증을 미리 인지하고 발병을 막을 수 있는 것은 아니다. 알코올이나 정신 안정제 등이 원인이 되어서 유발될 때도 있기 때문이다. 또한 노화와 관련이 있다는 말도 있어서, 앞으로 고령화가 진행됨에 따라 발병 빈도가 높아질 것으로 보인다.

빈혈이 있는 사람에게 많은 '하지불안증후군'

그 밖에도 수면 중에 불수의운동이 일어나는 경우가 있다. 그중 비교적 빈도가 높은 것이 하지불안증후군이다. 다리 속에서 벌레가 기어가는 듯한 불쾌감이 느껴져 가만히 있을 수 없는 것으로, 하지정지불능증후군이라고도 한다. 나이가 들면 나타나기 쉬운 피부소양증의 경우는 피부가 가려워지지만, 하지불안증후군은 피부 같은 표층부가 아니라 신체 내부의 이상 지각이다. 불쾌감뿐만 아니라 통증이 나타나기도 하고 가려워지기도 하는 등 사람마다 증상이 다양하다. 그리고 중증이 되면 신경이 쓰여서 깊이 잠을 잘 수 없다. 또한 명칭은 하지불안증후군이지만 팔이나 손에 증상이 나타날 때도 있다.

여러 질환 감수성 유전자가 발견되었지만, 원인은 아직 명확하게 밝혀지지 않았다. 철 결핍성 빈혈이 있는 사람, 신부전으로 인공 투석을 받는 사람에게 많은 것으로 알려져서 중추신경의 철분 감소가 도파민의 기능 저하로 연결되어 일어나는 것이 아닐까 여겨지고 있다.

하지불안증후군과 밀접한 관련이 있는 것이 '주기성 사지 운동 장애'로, 잠이 비교적 얕게 들었을 때 일정 간격으로 다리나 팔에 불수의운동이 일어난다. 수면 시에 다리가 무의식적으로 움직이는 것이다. 하지불안증후군이 있는 사람 중 절반 이상이 주기성 사지 운동 장애를 보인다. 벌레가 기어가는 듯한 느낌을 동반하지 않는 주기성 사지 운동 장애는 수면장애가 그다지 강하지 않아서 치료가 필요 없을 때도 많다.

갑자기 깊은 잠에 빠져버리는 '기면증'

'기면증'은 대표적인 과면증이다. 충분한 수면을 취하는데도 낮에 강렬한 졸음이 엄습해 마치 기절하듯이 순식간에 잠들어버린다. 자는 시간은 10~15분 정도인데, 눈을 뜨면 기분이 개운하다고 한다. 그러나 2~3시간이 지나면 다시 격렬한 졸음이 엄습한다. 기면증 환자로 유명한 인물로는 작가인 이로카와 다케히로(色川武大, 1929~1989)가 있다. 집필을 하거나 대담 중에, 마작을 하는 도중에도 잠든 것으로 유명하다.

기면증에는 과면 이외에도 특이한 증상이 있다. 첫째는 정동 탈력 발작이다. 웃거나 기뻐하거나 놀라는 등 급격한 감정의 움직임이 있을 때 온몸의 근육에서 힘이 빠져 제대로 서 있지 못하는 것이다. 둘째는 가위눌림이다. 꾸벅꾸벅 졸고 있을 때 사람이 앉아 있거나 벽에서 사람이 튀어나오는 등 시각적인 환각을 본다. 몸은 마비되어 있으므로 말을 하려고 해도 목소리가 나오지 않는다. 기면증에서는 이러한 가위눌림이 빈번히 일어난다.

기면증은 13~14세 정도의 사춘기에 나타나는 경우가 많다. 렘수면의 이상과 관계가 있어서, 보통 잠이 들고 90분 정도가 지났을 때 렘수면이 출현하는데 기면증 환자는 수면 초기에 렘수면이 출현한다.

환각이나 가위눌림 때문에 한때는 정신 질환으로 분류되어 히스테리의 일종으로 여겨지기도 했다. 매우 기묘한 병이다.

기면증의 발작 메커니즘을 밝혀내다

나는 1987년에 스탠퍼드 대학에서 공부를 시작한 이래 30년 이상 주로 기면증에 관한 연구를 해왔다. 스탠퍼드 대학 수면 연구소의 초대 소장이었던 디멘트 교수도 기면증 연구에 힘을 쏟고 있었다. 유전적으로 기면증이 발병하는 가계의 개(도베르만)를 찾아내 연구 대상으로 사육·번식했는데, 내가 스탠퍼드 대학으로 유학을 온 이듬해에는 프랑스인 연구자 에마뉘엘 미뇨(Emmanuel Mignot)를 중심으로 이 개의 기면증 유전자를 특정하기 위한 연구가 시작되었다. 나는 이 팀의 일원으로서 연구에 참가했다.

10년이 지난 1999년, 우리 팀은 이 개가 기면증에 걸리는 원인 유전자를 발견했다. 기면증에 걸린 개의 경우 오렉신(하이포크레틴)이라는 신경 전달을 담당하는 펩티드의 수용체 유전자에 변이가 있었으며, 수용체가 활동하지 못해 기면증을 일으켰던 것이다.

1998년, 샌디에이고의 스크립스연구소와 스탠퍼드 대학의 연구소는 시상하부에 발현하는 각성계의 신경 전달 물질인 신경펩티드를 발견하고 하이포크레틴(hypocretin)이라고 불렀다. 그런데 거의 동시에 일본인 연구 그룹인 사쿠라이 다케시(櫻井武) 교수와 야나기사와 마사시(柳沢正史) 교수 등도 같은 신경펩티드를 발견하고 오렉신(orexin)이라 명명했다. 같은 시기에 전혀 다른 접근법으로 같은 전달 물질을 발견한 것이다. 서양에서는 하이포크레틴이라는 명칭을 많이 사용하지만, 일본에서는 오렉신이 더 일반적이다.

오렉신을 발견한 야나기사와 마사시 교수 그룹은 오렉신을 생성하지 못하는 쥐(녹아웃)를 만들고 이런 쥐에게 기면증이 발병한다는 사실을 우리 팀과 같은 해인 1999년에 보고했다. 즉, 동물의 경우는 오렉신 펩티드 혹은 오렉신 수용체의 유전자에 변이가 있어서 오렉신의 신경 전달이 결여되면 기면증이 발병한다.

이듬해인 2000년, 우리 팀은 마침내 인간의 기면증 발병 메커니즘을 밝혀냈다. 인간의 경우에는 시상하부에 존재하는 오렉신 신경세포가 후천적으로 탈락하면서 오렉신의 신경 전달 장애가 일어났던 것이다. 오렉신은 각성을 일으키고 렘수면의 출현을 강하게 억제한다. 그런데 기면증의 경우 오렉신의 신경 전달이 기능하지 않기 때문에 정상적인 각성이 유지되지 않으며 렘수면의 이상도 나타난다. 기면증의 발병 메커니즘이 밝혀지면서, 인간의 경우는 뇌척수액에서 오렉신의 결핍 유무를 조사함으로써 조기 진단도 가능해졌다.

다만 원인이 무엇인지는 아직 밝혀지지 않았다. 자가 면역 메커니즘에 따라 뇌의 오렉신 신경세포가 탈락하는 것으로 여겨지지만, 무엇에 대한 자가 면역인지는 아직 알지 못한다. 그 원인을 밝혀내지 못하면 본질적인 치료나 예방은 불가능하다.

인간의 기면증은 오렉신을 투여하면 치료될 가능성이 있다.

다만 오렉신은 입으로 복용하면 뇌에 전달되기 전에 분해된다. 따라서 펩티드가 아니라 오렉신 수용체를 자극하는 저분자 화합물을 개발할 수 있다면 본격적인 기면증 치료제도 만들 수 있을 것이다. 그러나 기면증은 발병률이 높지 않아서(서양에서는 2,000명 중 1명꼴이라고 한다) 제약 회사의 관심도가 높지 않은 탓에 펩티드 수용체 작동제의 개발은 빠르게 진행되지 못했다. 그래서 먼저 불면증 치료제로 오렉신 수용체 길항제인 벨솜라(Belsomra)가 개발되었다. 간단히 말하면 야간에만 기면증과 같은 증상을 출현시킴으로써 불면증을 치료하려는 시도다.

현재 기면증 치료에는 '모디오달' 등 각성계 약제인 모다피닐(Modafinil)이 졸음을 치료하는 데 사용되고, 정동 탈력 발작에는 렘수면을 억제하는 항우울제가 사용되고 있다. 그러나 전부 대증 요법일 뿐 근본적인 치료는 아니다. 다만 여러 제약 회사와 연구 기관이 기면증 치료를 목적으로 오렉신 수용체 작동제를 개발하고 있어서 기면증 환자들에게는 기쁜 소식이다. 그중에서도 다케다약품공업이 개발한 오렉신 수용체 작동제는 일본에서 임상 시험이 시작되었기에 그 결과가 주목된다.

아동의 수면장애

앞에서 설명한 수면무호흡증후군, 하지불안증후군, 주기성 사지 운동 장애 등은 아동에게서도 발병할 때가 있다. 사건 수면(parasomnia)은 수면수반증이라고도 하는데, 수면 중에 이상 행동이나 이해할 수 없는 신체 현상이 나타나는 증상이다. 아동의 수면장애로 사건 수면이 많이 발견된다. 구체적으로는 수면보행증(몽유병), 수면경악증(야경증), 악몽 등이 있다.

수면보행증, 속칭 몽유병은 수면 중에 일어나서 걸어 다니는 등 비교적 복잡한 행동을 하다가 다시 누워서 잠드는 것으로, 깨어난 뒤에 그 일을 기억하지 못한다.

수면경악증(야경증)은 잠이 든 지 얼마 되지 않아서 극도의 불안감에 눈을 뜨는 것인데, 완전히 각성하지는 않는다. 야경증은 비렘수면일 때 일어나며, 3~8세의 아동에게 가장 많이 나타난다. 두려움에 비명을 지르고 심박수가 상승하며 호흡도 빨라진다(교감신경 흥분). 부모가 곁에 있음을 깨닫지 못하는 듯 격렬하게 몸을 뒹굴기도 하며, 달래도 반응하지 않을 때가 있다. 그러나 일반적으로 몇 분이 지나면 다시 잠에 빠지며, 깨어난 뒤에는 자는 동안 무슨 일이 있었는지 기억하지 못한다. 야경증을 일으키는 아이의 약 3분의 1에게서는 몽유병도 발견된다.

악몽은 렘수면 시에 꾸는 무서운 꿈으로, 야경증과 달리 완전히 깨어난 아이는 꿈의 상세한 내용을 또렷하게 기억한다.

아동의 사건 수면의 원인은 아직 정확하게 밝혀지지 않았지만, 성장하면 발작이 일어나지 않는 경우가 많은 것으로 보아 수면과 관련된 뇌신경계의 발달이나 성숙이 아직 불완전해서 뇌 기능의 통합이 일어나지 않는 탓이 아닐까 여겨지고 있다. 어른이 되어서도 이런 증상이 남는 경우가 드물게 있지만, 증상이 고정적이라면 그다지 걱정할 필요가 없다. 수면보행증, 수면경악증, 악몽은 일반적으로 성장하면서 점차 사라지는 경우가 많다.

반드시 수면의학 인증의를 찾아가라

수면장애는 원인을 알 수 없는 경우가 매우 많아서 치료법도 대증 요법이 많다. 또한 수면장애는 정신 질환으로 파악되기 쉬운 측면이 있다. 우울증과의 관련성도 강하다. 향정신성 의약품을 복용하면 일시적으로 나아지기도 하지만, 근본적인 문제가 있을 경우에는 재발한다. 경우에 따라 약의 작용이 다른 문제를 일으키기도 한다. 증상만으로는 질환을 판단하기 어려울 때도 있으므로 전문 의료 기관에서 제대로 진단받는 것이 중요하다. 그러나 일본에는 수면 전문의, 일본수면학회의 수면 의료 인증의가 턱없이 부족하다.

지금은 수면무호흡증후군 환자가 진찰을 받는 일이 크게 늘어서 수면 전문 외래 환자의 70~80%를 차지하고 있으며, 검사를 받기 위해 몇 개월씩 기다리는 경우도 있다. 일본수면학회에서 인증한 외래 시설은 2018년 11월 현재 전국에 102개가 있다. 도시 지역에는 그래도 많지만 지방의 경우는 그 수가 매우 적어서, 심지어 한 곳도 없는 현도 있다.

이런 상황에 수면 비즈니스도 횡행하고 있다. 수면에 대한 지식이 거의 없는데도 수면 외래 간판을 내걸고 있는 의료 기관도 있다. 수면무호흡증후군을 치료하는 기기를 취급하는 기업이 의료 기관을 찾아가서 영업하거나 수면 외래를 개설할 것을 제안하기도 한다. 쉽게 치료할 수 있는 병이 아니어서 일단 치료 기기를 사용하기 시작하면 환자는 장기적인 고객이 되기 때문에, 기업의 입장에서 치료에 열심인 의사는 그야말로 우수한 영업 사원인 셈이다.

수면무호흡증후군이라는 위험성 높은 병의 치료법이 보급되는 것 자체는 나쁜 일이 아니다. 그러나 수면 문제에 해박한 의사가 아니라면 수면장애를 치료하는 것은 불가능하다. 수면무호흡증후군의 치료의 궁극적인 목적은 무호흡뿐만 아니라 수면의 질을 개선해서 환자의 삶의 질을 높이는 것이므로, 수면 전문의에게 진단받을 필요가 있다. 또한 수면무호흡증후군뿐만 아니라 다양한 수면장애 환자를 진찰·치료하려면 수면 전문의로서의 경험이 필요하다.

8장

수면제를 현명하게 이용하는 방법

똑같은 수면제라도 내용물은 천차만별

불면 증상에 시달린 나머지 수면제를 복용하는 사람도 있다. 그런데 그것이 어떤 약인지, 어디에 효과가 있는지 제대로 이해하고 있는가? 무작정 의사가 처방해줬으니까 믿을 수 있다고만 생각하지 말고 어떤 효과와 영향이 있는 약인지 제대로 파악해야 한다.

다른 분야라면 상상하기 어려운 일이지만, 수면제를 포함한 정신과 약은 어떤 메커니즘으로 효과를 내는지 환자는 물론이고 의사도 모르는 경우가 종종 있다. 나는 연구자의 한 사람으로서 이러한 상황에 따른 폐해가 정말 걱정스럽다.

앞에서도 이야기했듯이, 방을 어둡게 하고 소리를 내지 않으면 뇌가 자연스럽게 잠드는 것이 아니다. 수면과 각성은 뇌의 자발적인 활동으로서 일어난다. 1940년대에 동물 실험을 통해 이 사실을 처음으로 알게 되었다. 1950년대에 렘수면의 발견을 계기로 수면 연구가 급속히 진행되었고, 1960년대가 되자 각성 중에 활동을 높이는 신경세포군, 즉 아세틸콜린과 노르아드레날린(노르에피네프린), 세로토닌, 히스타민 등이 잇달아 동정(同定)되었다.(〈그림 8-1〉) 도파민의 경우, 수면·각성 상태에서 신경세포의 활동이 변화하지는 않지만 긴급할 때나 깨어나려는 동기가 부여된 각성에 중요한 역할을 하는 것으로 생각되고 있다.

비렘수면·렘수면 시에는 각성계 신경세포의 활동이 약해지지만, 아세틸콜린 신경세포는 렘수면 때에도 활동을 높이며 일부는 아예 렘수면 때만 활동한다. 비렘수면 중에 활동을 높이는 신경세포군은 각성계 신경세포군에 비해 한정적인데, 시상하부에 존재하는 억제계 아미노산인 GABA 함유 신경세포가 대표적이다.

그리고 이들 신경세포군의 활동을 통합하는 것이 펩티드인 오렉신(하이포크레틴)이다(〈그림 8-1〉). 1998년에 미국과 일본의 연구진이 발견했다.

이런 수면·각성 조절 기구는 실행계라고 하는데, 수면이나 각성에 중요한 역할을 하는 뇌 부위에 직접 작용하며 그 효과도 빠르게 나타난다. 현재 각성제나 수면제로 사용되는 약제의 대부분은 이런 신경 전달 기구들의 수용체에 작용해 각성이나 수면을 촉진한다.

실행계에 작용하는 물질 이외에도 수많은 호르몬 또는 물질이 단기적·장기적으로 영향을 끼친다. 예를 들어 솔방울샘 호르몬인 멜라토닌, 성호르몬이나 코르티솔 또는 염증성 사이토카인 등도 수면·각성에 영향을 끼치는데, 실행계의 수면 조절

〈그림 8-1〉 오렉신이 통합하는 수면·각성 조절 기구

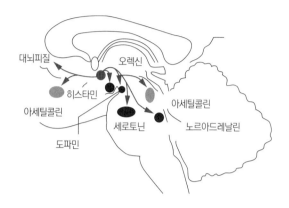

시상하부에는 수면 시에 활동을 높이는 GABA 함유 신경 세포도 존재해서, 수면 중에는 이들 각성계 기구를 억제한다.
니시노 세이지 '소아 수면 관련 질환 진료를 위해 필요한 수면의 신경 생리·신경 해부의 기초 지식' 《일상 진료에서 아동의 수면장애(日常診療における子どもの睡眠障害)》 다니이케 마사코(谷池雅子)(편집) 2015, 진단과 치료사, pp. 144~160.

기구에 간접적으로 작용해 그 기능을 항진하는 것이 많으며 반응 속도도 느린 경우가 많다.

이와 같이 많은 지구가 수면에 영향을 끼치는 까닭에 수면제의 종류도 다양한데, 크게 두 종류로 나눌 수 있다. 사실 과거에는 수면제라고 하면 뇌의 활동을 전반적으로 억제해 진정시키는 약밖에 없었고, 지금도 의료 기관에서 처방하는 수면제는 대부분 이런 유형의 약이다.

일본의 잡지나 인터넷의 기사를 보면 "최근의 수면제는 안전성이 높아졌다", "의존성 위험이 감소했다" 같은 이야기가 종종 눈에 띈다. 물론 40~50년 전과 비교하면 그렇지만, 뇌를 진정시키는 약으로 인한 수면은 자연스러운 수면이라고 할 수 없다. 뇌파를 조사해보면 생리적 수면 시의 뇌파와는 명백하게 다르다. 뇌파에 속파(速波)라고 하는 특정 주파수가 출현하기도 하고, 깊은 비렘수면을 억제하며 렘수면도 감소한다. 이른바 인공적인 수면 상태인 것이다.

그런 까닭에 미국에서는 이런 약을 '녹다운형'이라고 하며 최근 10년 새 복용에 주의하게 되었고, 그 결과 약의 수가 급격히 줄어들었다. 미국이 일본보다 약물에 대한 규제가 느슨하다는 인상이 있는데, 유독 수면제는 일본의 인식이 더 안일하며 대책도 늦다는 생각이 든다. 약에는 반드시 부작용이 있다. 효과와 부작용은 표리일체의 관계다. 약에 대한 인식에 오해가 있으면 불면증이 개선되기는커녕 장기적인 건강 피해에 시달릴 수도 있다.

이 장에서는 꼭 기억해둬야 하는 수면제의 기본에 관해 설명하려 한다.

바르비투르산계는 본래 마취약이었다

최초로 만들어진 수면제는 바르비투르산계 약인데, 이것은 본래 마취제로 개발되었던 것이다(〈그림 8-2〉). 뇌의 중추신경에 작용해서 어떤 사람이라도 마취를 건 것처럼 잠들게 만드는, 그야말로 녹다운형의 대명사라고 할 수 있는 약이다. 부작용도 강해서, 대량으로 복용하면 호흡이 멈추는 작용이 있다. 이 때문에 종종 자살에 이용되기도 해서 세계적으로 거의 쓰이

〈그림 8-2〉 수면제의 역사

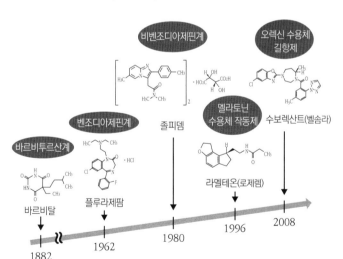

비벤조디아제핀계

오렉신 수용체 길항제

벤조디아제핀계

졸피뎀

멜라토닌 수용체 작동제

수보렉산트(벨솜라)

바르비투르산계

라멜테온(로제렘)

바르비탈

플루라제팜

1882

1962

1980

1996

2008

지 않게 되었다. 현재는 마취제나 항간질제로만 사용될 뿐 수면제로는 거의 사용되지 않는다.

바르비투르산계를 대신해서 주류가 된 것은 벤조디아제핀계 약이다. 신경 간의 정보를 전달하는 감마아미노낙산(GABA)은 뇌신경 흥분을 억제하는 작용을 하는데, GABA 신경계의 작용을 강화하는 약물을 화합함으로써 뇌에 강력한 진정 효과가 나타나도록 한 것이 벤조디아제핀계 약이다. GABA의 작용을 강화하는 것은 바르비투르산계 약과 같은 메커니즘이다. 그 화합 물질이 벤젠 고리와 디아제핀 고리의 구조식을 갖고 있어서 벤조디아제핀계라고 불린다.

벤조디아제핀계는 처음에 항불안제로 개발되었다. 그런데 종류가 늘어나면서 졸음을 잘 유발하는 약도 등장했고, 그것이 수면 도입제로 사용되기 시작했다. 뇌 전체를 진정시키는 약이기에 항불안 작용, 수면 작용 외에 근이완, 항경련 같은 작용도 한다. 또한 진정 작용에 따른 건망증 등 기억 장애나 섬망 상태 같은 가벼운 의식 장애, 근이완 작용에 따른 몸의 휘청거림이나 탈력감 등의 부작용이 있다.

잠에서 깨어난 뒤에도 머리가 멍하고 졸음이 계속되는 이월 효과가 있기 때문에 작용 시간의 길이가 다른 제품이 다양하게 개발되어 초단시간 작용형, 단시간 작용형, 중간 작용형, 장시간 작용형 등이 있다.

단시간 작용형 벤조디아제핀계는
반동성 불면을 일으킨다

벤조디아제핀계 약이 보급된 시기는 1960년대로, 바르비투르산계 약보다 안전한 약으로 확산되었다. 처음에는 바르비투르산계 약에 비해 호흡 억제라는 부작용이 없고 안전하다고 강조되었다. 그 밖의 부작용이 그다지 알려지지 않았던 것이다. 그러나 세계적으로 보급됨에 따라 서서히 그 부작용이 문제시되기 시작했다.

먼저, 바르비투르산계 약과 마찬가지로 일단 복용을 시작하면 약 없이는 잠을 잘 수 없게 된다. 게다가 점점 필요한 양이 늘어난다. 흔히 의존을 정신적인 문제로 여기는 경향이 있는데, 약물 의존성에는 정신적 의존뿐만 아니라 신체적 의존도 있다. 약을 끊으면 오히려 강한 불면 상태에 빠지거나 불안감이 커지는 반동성 불면이 일어나서 끊을 수 없는 것이다. 반동성 불면은 특히 초단시간 작용형·단시간 작용형에서 현저하게 나타난다. 이처럼 장기간 사용하면 몸과 마음에 상당한 악영향을 끼치지만 약을 줄이거나 끊기가 어렵다는 문제가 점차 부각되기 시작했다.

벤조디아제핀계로서 폭발적으로 판매된 할시온(Halcion)이라는 약이 있다. 미국의 업존 사가 개발한 제품으로, 1977년경부터 판매되기 시작하여 일본에는 1982년에 들어왔다. 단시간 작용형으로 즉효성이 있고 이월 효과가 매우 짧은 것이 특징이다. 그전까지 벤조디아제핀계 약은 반감기가 긴 것이 많았는데, 할시온은 혈중 농도를 급속히 높이고 단시간에 작용이 사라지기 때문에 잘 남지 않는다. 그래서 '상쾌하게 눈을 뜰 수 있는 수면제'로 유명해졌으며 매우 좋은 약처럼 인식되었다. 그러나 단시간 작용형 수면제도 좋은 점만 있는 것이 아니라 여러 가지 폐해를 일으킨다는 사실이 밝혀지면서, 영국과 독일, 프랑스를 비롯해 세계 각국에서 승인을 취소하고 금지했다.

가장 주의해야 할 부작용은 혈중 농도가 급격히 상승해서 섬망에 가까운 의식 혼탁이나 문제 행동 등을 일으킬 때가 있다는 것이다. 고령자는 특히 주의할 필요가 있다.

미국에서는 승인을 취소하지는 않았지만 10일 이내의 단기 처방으로 제한한다는 규정을 마련하고, 상세한 설명서를 환자에게 제공하게 했다. 과거에는 자주 사용되었지만, 지금은 신중하게 처방해야 하는 약으로 인식되고 있다.

그런데 일본에서는 지금도 대중적으로 처방되고 있다. 일본에서 개발되어 1983년에 승인된 데파스는 벤조디아제핀과는 구조식이 조금 다르지만 벤조디아제핀과 같은 작용을 하는 항불안제인데, 수면제로도 사용된다. 사용하는 나라가 적어서 오랫동안 향정신성의약품으로 지정되지 않았다. 근육 이완 작용도 강하고 이탈 증상이나 남용도 문제였는데, 2018년이 되어서야 향정신성의약품으로 지정되었고 투약 기간도 30일로 제한되었다.

일본은 세계적인 벤조디아제핀계 대량 소비국

세계적으로 봤을 때 벤조디아제핀계의 사용은 점점 감소 추세에 있다. 그런데 일본의 의료 기관은 지금도 벤조디아제핀계 약을 쉽게 처방하고 있다. 벤조디아제핀계 약의 사용량 통계를 보면 일본은 세계에서 1, 2위를 다투는 대량 소비국이다(《그림 8-3》). 데파스를 통계에 포함시키면 세계 1위라는 말도 있다.

앞에서도 말했듯이 벤조디아제핀계 약은 원래 항불안제로 개발되었다. 이 약을 복용할 필요가 있는 사람은 수면제뿐 아니라 다른 향정신성의약품도 함께 처방받는 경우가 적지 않은

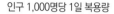

〈그림 8-3〉 벤조디아제핀계 약의 국가별 소비량(국제마약통제위원회)

인구 1,000명당 1일 복용량

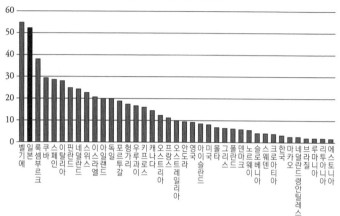

Psychotropic Substances: Statistics for 2011; Assessments of Annual Medical and Scientific Requirements for Substances in Schedules II., III and IV of the Convention on Psychotropic Substances of 1971 (E/INCB/2012/3).

데, 몇 가지 약을 함께 복용하면 부작용이 나타날 위험은 더욱 높아지며 부작용이 나타나는 방식도 복잡해진다. 벤조디아제 핀계 약의 다제 복용은 매우 위험하다.

수면제의 처방률은 나이에 따라 늘어나는 것으로 알려져 있다. 즉, 고령자가 많이 복용하는 것이다. 벤조디아제핀계의 진정 작용은 소뇌의 실조를 일으킨다. 근이완 작용도 있어서 몸의 균형을 잡기가 어려워진다. 이런 약을 고령자가 먹으면 어떻게 될까? 야간에 일어나서 화장실에 갈 때 넘어지는 사고가 늘어난다. 실제로 수면제를 복용하는 고령자가 넘어져서 뼈가 부러지는 사고가 증가하고 있다. 또한 부작용으로 나타나는 건 망이나 섬망 등의 기억·의식 장애와 인지증의 증상이 결합해 예상 밖의 행동으로 발전하는 경우도 있다.

초고령 사회로 접어들고 있는 일본에서 벤조디아제핀계 약이 계속 처방되는 것이 매우 걱정스럽다.

벤조디아제핀계와 비벤조디아제핀계

비벤조디아제핀계는 벤조디아제핀계의 부작용을 줄이기 위해 개발된 것이다. 분명히 순해지기는 해서 근이완 작용이 적은 것, 기억 장애가 남지 않는 것이 출시되었다. 그러나 GABA 신경계의 활동을 증강시켜서 뇌를 진정시키는 녹다운형 약인 것은 마찬가지다.

비벤조디아제핀이라는 명칭 때문에 벤조디아제핀계 약의 위험성이 없는 것처럼 생각하기 쉽지만, 벤조디아제핀과 구조식이 다른 물질로 만들었기에 그렇게 부를 뿐 약의 작용 메커니즘은 벤조디아제핀계 약과 거의 동일하다. 벤조디아제핀도,

비벤조디아제핀도 신체에는 없는 물질을 사용해서 체내의 GABA 수용체에 작용하는 약이다. 뇌의 활동을 떨어뜨리는 약이지 불면의 원인을 해소하는 약이 아니다. 일부 GABA 신경세포는 수면에도 관여하지만, 각성 시에 활동이 높아지는 것도 있다. 게다가 GABA 신경세포는 뇌 전체에 존재하며 다양한 작용을 담당한다. 그래서 부작용도 다양한 것이다.

이런 약을 복용해서 잔다면 신체의 컨디션을 조정해줄 수 없으므로 자연스러운 수면이라고는 할 수 없다.

멜라토닌 수용체를 자극해서 수면과 각성의 리듬을 개선하는 약

한편, 최근 들어서 작용 방식이 다른 약이 나왔다. 불면의 원인으로 생각되는 체내 물질의 분비를 조정함으로써 자연스럽게 졸음이 쏟아지게 만드는 약으로, 멜라토닌 수용체 작동제와 오렉신 수용체 길항제가 그것이다.

멜라토닌은 송화체에서 만들어지는 호르몬인데, 하루 주기 리듬과 깊은 관계가 있어서 체내 시계를 동조시키거나 체온을 낮춰서 수면으로 유도한다. 멜라토닌이 정상적으로 분비되지 않으면 불면 증상이 나타난다.

다케다 약품 공업이 개발한 로제렘(라멜테온)은 시교차상핵에 있는 멜라토닌 수용체를 자극해서 멜라토닌의 작용을 증강시키는 멜라토닌 수용체 작동제다. 일본에서는 2010년에 처방약으로 승인받았다. 벤조디아제핀계, 비벤조디아제핀계 약처럼 효과가 강력하지는 않지만 기억 장애나 근이완 등의 부작용이 적고 장기간 복용해도 의존성이 생기거나 수면 효과가 약해지는 일이 없다는 장점이 있다. 다만 불면의 원인이 무엇이든 간에 효과가 있는 것은 아니며, 멜라토닌의 분비가 감소해서 불면 증상이 생긴 사람에게 효과적이다.

미국에서는 멜라토닌을 건강 보조 식품으로 판매하고 있다. 식물 추출 제품과 동물 추출 제품 등 여러 종류가 있으며, 많은 사람이 복용하고 있다. 그러나 일본에서는 멜라토닌 건강 보조 식품이 허가를 받지 못하고 있다. 로제렘도 미국에서는 수면 유도 작용이 있는 건강 보조 식품으로 2005년부터 시판되었지만, 일본에서는 의약품으로 취급된다. 다만 처방 수면제 중에서는 유일하게 향정신성의약품으로 지정되지 않았다.

멜라토닌 수용체 작동제의 부작용에 관해서는 아직 명확하게 밝혀진 것이 없다. 멜라토닌에는 말초 작용이 있기 때문에 생식 기능, 염증 촉진 작용, 세포 증식(동물 실험에서는 암을 억제한다는 결과도 있지만, 암을 일으킨다는 결과도 나왔다) 같은 부작용의 가능성도 있다. 2018년에 프랑스 식품환경노동위생안전청은 부작용이 우려되는 사람은 멜라토닌을 함유한 건강 보조 식품의 섭취를 삼가도록 권고했다("염증성 질환 또는 자가 면역 질환 환자, 임산부, 수유 중인 여성, 아동, 청소년, 지속적으로 주의를 기울여야 하는 활동을 하고 졸음이 안전성 문제가 될 가능성이 있는 사람의 경우는 멜라토닌을 함유한 건강 보조 식품을 섭취하지 않을 것을 권장한다. 간질, 천식, 기분 장애, 행동 장애, 인격 장애 환자의 경우는 의사의 지시에 따라 섭취해야 한다." http://www.fsc.go.jp/fsciis/foodSafetyMaterial/show/syu04920500475). 다만 다케다약품공업의 로제렘은 중추의 멜라토닌 수용체에 작용하므로 이와 같은 말초의 부작용에 대한 우려는 적을 것으로 보인다.

멜라토닌은 체내 시계를 조정할 수 있으므로 시차 부적응이나 교대 근무에 따른 하루 주기 리듬 수면장애의 개선에 사용하는 등 그 용도가 더욱 확대될 것이다.

오렉신의 작용을 억제하는 최신 수면제

자연스럽게 졸음이 쏟아지게 하는 또 다른 약으로 오렉신 수용체 길항제가 있다. 미국 머크(MSD) 사의 벨솜라가 그것이다. 멜라토닌 수용제 작동제보다 더 최근에 개발된 약으로, 일본에서는 2014년에 승인을 받은 의사 처방 약이다.

오렉신은 시상하부에 존재하는 오렉신 생산 신경세포에서 방출되는 신경 전달 물질로, 각성을 유지시키는 작용을 한다. 이것이 결핍되면 기면증을 일으킨다는 이야기는 앞에서 언급했다. 그 외에 각성에 관여하는 신경 전달 물질로는 아세틸콜린, 도파민, 히스타민, 노르아드레날린이 있는데, 오렉신은 모든 각성 기구를 제어하는 핵심 물질이다.

잠을 잘 때는 오렉신의 작용이 약해져서 졸음이 온다. 오렉신의 작용이 지나치게 활발하면 각성 상태가 유지되어 잠을 자지 못한다. 오렉신 수용체 길항제는 오렉신의 과잉을 차단함으로써 수 시간 동안 오렉신의 신경 전달이 일어나지 않게 하여 졸음이 오고 지속적인 수면을 취할 수 있도록 한다.

오렉신 수용체 길항제는 벤조디아제핀계 약제처럼 뇌 전반의 기능을 저하시키지 않으므로 수면 중의 뇌파도 자연스러운 형태로 나타난다. 멜라토닌 수용체 작동제와 마찬가지로 신체의 수면·각성 시스템에 일어나는 신체의 이상을 바로잡아 불면을 해소하는 약으로, 상용성이나 의존성 문제는 없는 것으로 보인다. 기존의 진정형 수면제와는 작용 메커니즘이 달라 부작용도 적은 것으로 보이므로, 고령자의 불면이나 교대 근무 또는 시차 부적응 치료용으로 기대되고 있다.

수면 개선제란?

일본의 약국에서 취급하는 약품은 수면제가 아니라 수면 개선제다. 다양한 종류가 있지만, 기본적으로는 항히스타민제다. 항히스타민제는 알레르기 치료제로 널리 사용되며, 감기약에도 들어 있다. 히스타민은 각성계 물질로 히스타민 수용체를 억제하면 부작용으로 졸음이 오는데, 이 작용을 이용하는 것이다. 최근에는 뇌로 이행되지 않는 항히스타민제가 개발되어서 복용해도 예전만큼 졸음이 오지는 않아서, 구형 항히스타민제가 수면 개선제로 유통되고 있다.

원래 항히스타민제는 알레르기약으로 아동의 아토피성 피부염 등에도 사용되었다. 아동이 장기간 복용해도 딱히 부작용은 없어서 안전성이 높다. 수면을 촉진하는 효과는 체질적으로 개인차가 있다. 또한 효과가 잘 드러나는 사람은 주의력이 산만해지는 등의 증상이 두드러지게 나타난다. 따라서 복용 후 주의가 필요하므로 자동차 운전 등은 삼가야 한다.

일본에서는 항히스타민제 이외에 한방 계열의 수면 개선제도 판매되고 있다. 나는 그 약효에 관해서는 전문가가 아니지만, 음양이라는 발상에서 수면과 각성을 대립하는 현상으로 보고 양쪽 모두를 배려하여 생약을 배합했다는 점은 흥미롭다. 어쩌면 항상성의 개념과 관련이 있을지도 모른다.

　수면에 효과가 있는 건강 보조 식품으로서 아미노산인 글라이신이 함유된 '글리나'가 시판되고 있다. 글라이신은 체내에서도 합성할 수 있는 아미노산으로, 열 방출을 촉진해 심부 체온을 낮추는 효과가 있다. 글라이신을 섭취했다고 해서 졸음이 오지는 않지만, 체온 조절 기능이 약하거나 수면에 들어갈 때 긴장감이 강한 사람은 효과를 볼 수 있을지도 모른다. 인체에서의 작용 메커니즘에 관해서는 아직 불명확한 점이 많지만, 스트레스로 인한 급성 불면 모델을 이용해 실시한 우리 팀의 동물 실험에서는 체온을 떨어뜨려 수면을 촉진한다는 사실이 확인되었다.

　그 밖에 과학적으로 검증된 수면 도입 건강 보조 식품으로는 청주 효모를 사용한 '굿스민'이 있다. 아데노신의 수용체를 자극해서 입면을 촉진하는 것으로 보인다.

진정형 수면제는 최후의 수단

그러면 지금까지 소개한 약들을 수면제의 두 가지 유형으로 분류해보자.

◆ 뇌의 활동을 진정시키는 유형

바르비투르산계(현재는 수면제로는 사용되지 않는다)

벤조디아제핀계

비벤조디아제핀계

◆ 신체의 시스템에 일어나고 있는 이상을 조정해 자연스럽게 졸음이 쏟아지게 하는 유형

멜라토닌 수용체 작용제

오렉신 수용체 길항제

예전에는 수면제라고 하면 진정형 약을 사용할 수밖에 없었지만, 수면의 메커니즘과 약이 심신에 끼치는 영향이 알려지면서 수면제도 변화해왔다. 애초에 불면증의 원인은 다양하므로 작용 메커니즘이 다른 치료제가 있는 것이 당연하다.

약의 효과는 벤조디아제핀계, 비벤조디아제핀계가 더 강력

하지만, 불면증의 원인을 바로잡는 것이 아니라 억지로 진정시켜서 재우는 것이다. 말하자면 마취를 걸어서라도 잘 수만 있으면 된다는 식이다. 현재는 처음부터 진정형 약을 사용하지 않고, 일단 불면을 일으키는 원인을 찾아내서 그 이상을 바로잡는 치료 방식으로 바뀌고 있다.

그래도 효과가 없었다면 잠들지 못하는 원인이 멜라토닌의 분비 장애 또는 오렉신 기능 항진이 아님을 알 수 있다. 사람에 따라 효과가 있는 약, 효과가 없는 약이 다른 것은 당연한 일이다. 그리고 효과가 없었다면 다른 어떤 원인이 있을지 찾아볼 수 있다.

그렇다고 해서 수면 치료약을 이것저것 시험해보라는 말이 아니다. 약에 의지하지 않고 생활 습관이나 수면 환경의 개선을 통해 수면 컨디션을 바로잡을 수 있다면 최선이라고 생각한다. 그러나 약의 힘을 빌릴 수밖에 없다면 불면의 원인이나 메커니즘을 바로잡는 약부터 시작하고 진정형 수면제는 최후의 수단으로 생각해야 한다.

잠자기 전 술 한잔은 괜찮은가?

알코올이 수면에 좋지 않다는 이야기도 많이 볼 수 있다. 술을 마시면 혈중 알코올 농도가 높아져서 졸음이 오지만, 잠을 잘 잘 수 있는 것은 아니다. 잠이 얕아져서 도중에 눈을 뜨기도 하기 때문에 결과적으로 장시간 잠을 자도 졸음이나 피로가 풀리지 않는다. 또한 코골이나 무호흡도 증폭된다. 적당량을 넘어선 음주는 수면의 질을 낮출 뿐만 아니라 숙취로 인해 다음 날의 생산성까지 현저하게 떨어뜨린다.

사실 만취 상태와 녹다운형 수면제의 작용 메커니즘은 매우 흡사하다. 양쪽 모두 GABA 신경계에 작용해 뇌의 활동을 억제한다. 상용성이 있고 내성이 생기기 때문에 점차 양이 늘어난다. 메커니즘적으로는 바르비투르산계와 비슷하다. 대학생이 신입생 환영회에서 술을 너무 많이 마시는 바람에 급성 알코올 중독으로 목숨을 잃는 사고가 일어나는 것도 호흡 억제 때문이다. 술과 수면제를 함께 복용하면 위험한 이유도 그래서다.

그러나 옛날부터 "술은 백약의 으뜸"이라고 했듯이, 스트레스를 발산할 수 있거나 기분 좋게 잠들 수 있는 효과가 있는 것도 분명하다. 나이트캡(night cap)을 적극적으로 장려하지는 않지만, 술을 마셔서 긍정적인 효과를 보는 사람이라면 가볍게 마시고 행복한 기분으로 잠드는 것 또한 나쁘다고 할 수 없다. 한잔하고 자면 잠이 잘 오기는 하지만 수면의 질이 나빠질 것 같아서 참다가 밤새 잠을 못 자고 고민할 바에는 소량을 마시고 빠르게 잠드는 편이 나을 것이다. 이것도 어디에 우선순위를 둘 것인지의 문제다. 자신에게 잘 맞고 긍정적인 효과를 본다면 상관없다. 남에게 강요할 일도 아니며, 무작정 거부할 필요도 없다고 생각한다.

나이트캡을 마실 경우, 많이 마시지 않는 것이 철칙이다. 맥주처럼 알코올 도수가 낮은 술은 자신도 모르게 잔뜩 마시기 쉽고, 잠들었다가도 화장실에 가기 위해 깨는 횟수가 늘어난다. 해외에서는 나이트캡으로 마시는 술 중에 리큐르나 칵테일 계열이 많은데, 도수가 조금 높은 술을 한 잔만 마신다는 개념이기 때문이다.

나이트캡이 잘 잘 수 있게 해준다면, 정도를 지키면서 현명하게 이용하는 것이 중요하다.

새로운 지식이 없는 전문의가 아닌 의사를 주의한다

일본에서 벤조디아제핀계 약이 대량으로 처방되는 원인 중

하나는 수면 전문이 아닌 의사가 수면제에 관한 새로운 지식을 습득하지 않은 상태로 익숙한 약을 처방하기 때문이 아닐까 싶다. 애초에 수면 전문의가 매우 적다는 문제도 있지만, 일본에서는 수면 문제만으로 전문의를 찾아가기보다 다른 병을 치료하기 위해 찾아간 의사에게 곁가지로 수면 문제도 호소해 수면제를 함께 처방받는 경우가 압도적으로 많은 것 같다.

정말로 수면 컨디션을 바꾸고 싶다면 수면 전문의를 찾아가서 상담해야 한다. 일본수면학회 수면 의료 인증의, 일본수면학회 치과 전문의, 일본수면학회 전문 의료 기관으로 검색하면 전국 각지의 의사·치과의, 의료 기관을 알아볼 수 있다. 단골 병원에서 치료를 받을 경우에도 잠이 안 온다고만 말하지 말고 어떤 증상으로 곤란을 겪고 있는지를 구체적으로 알린 다음 어떻게 해야 좋을지 상담할 것을 권한다.

건강 보조 식품인 글리나를 언급했는데, 고령인 사람은 체온 조절이 제대로 되지 않아 심부 체온이 낮아지지 않으면 수면장애나 중도 각성으로 이어질 때가 많다. 그럴 경우는 부작용의 위험이 높은 수면제가 아니라 글라이신이 배합된 건강 보조 식품으로도 개선될 가능성이 있다. 전문가와 상담하면 수면제 이외에도 푹 잘 수 있는 방법이 있다는 말이다. 그러므로 잠이 안 온다고 해서 수면제가 필요하다고 생각하지 말고 수면 상태가 어떻게 좋지 않은지, 어떤 문제가 일어나고 있는지 알리고 상담해보면 좋을 것이다.

그리고 수면제를 처방받을 경우는 그 약의 성질을 제대로 이해해야 한다. 처방전을 가져간 약국에서도 친절하게 설명해줄 테니, 의사의 설명에서 이해가 안 가는 부분이 있었다면 다시 한번 물어보는 것이 좋다. 또한 약이 자신에게 맞지 않다고 여겨지면 주저하지 말고 의사에게 알려야 한다.

복용하는 약을 올바르게 이해하는 것은 주체적으로 수면을 취하기 위해 중요한 요소다.

불면의 원인을 밝히는 방법은 제외 진단뿐이다

불면의 경우, 전문 의료 기관에서 수면 폴리그래프 검사를 받으면 금방 원인을 알 수 있는 것이 아니다.

무엇이 수면을 방해하고 있을까? 신체 어딘가에 통증이 있으면 잠이 오지 않는다. 더워도, 추워도 잠이 오지 않는다. 카페인이나 니코틴 등의 섭취도 잠이 오지 않는 원인이 된다. 흥분이나 과각성 상태가 계속되어도 잠이 오지 않는다. 걱정이나 불안감이 강해도 잠이 오지 않는다. 불면은 어떤 한 가지 원인 때문에 일어난다기보다 몇 가지 요소가 관여하는 증후군일 때가 더 많다. 여러 가지 요인이 복합적으로 수면에 영향을 끼치는 것이다. 게다가 증상은 환자의 주관적인 느낌일 경우가 대부분이다.

그 원인을 해명하려면 원인으로 생각할 수 있는 것을 하나하나 제외시키는 제외 진단밖에 없다. 통증이라는 질환이 있다면 먼저 통증이 일어나지 않도록 치료한다. 불안 등 정신적 요소가 강할 경우에는 인지 행동 요법 등으로 개선하는 방법도 실시한다. 치료할 수 있는 것은 치료하고, 습관을 바꾸고 수면 환경을 바로잡으면서 원인에 해당하지 않는 것을 하나씩 제외시키는 것이다. 이처럼 원인을 하나하나 제외하면서 수면을 조금씩 깊게 이해하는 것이 자신에게 쾌적한 수면의 조건을 찾아내는 결과로 이어진다.

따라서 불면증은 단기간에 쉽게 치료할 수 있는 것이 아니며, 조금 나아졌다가도 어떤 계기로 다시금 잠이 오지 않을 수 있다. 수면은 매우 망가지기 쉬운 것임을 기억하자.

약을 사용하지 않는 인지 행동 요법

불면에는 심리적인 요인도 큰 영향을 끼친다.

자고 싶은데 잠이 안 온다고 신경 쓰기 시작하면 더욱 잠이 안 온다. 불안신경증적인 측면이 있는 까닭에 잠을 자지 못하는 것에 대한 불안감이 불면을 증폭시키는 사례가 자주 있다. 수면제를 처방받는 사람 중에는 약을 먹으면 안심이 되어서 잠을 잘 수 있는 경우도 적지 않다.

약이 사실은 수면을 유도하는 약효가 없더라도 본인이 그 사실을 모르면 효과가 있을 때가 있다. 이것을 플라시보 효과라고 부른다. 사실은 효과가 있는 성분이 없는 약인데도 심리적 작용으로 효과가 있다고 느끼는 것이다. 위약 효과라고도 한다. 환자의 주관에 증상이 좌우되기 쉬운 불면이나 우울증 등은 플라시보 효과가 나타나기 쉽다. 물론 가짜 약임을 알아차리면 끝이지만, 모른 채 복용하면 효과가 있다. 약은 심리적인 안심감을 가져다주기도 한다.

그러므로 수면제의 상용이 가져오는 피해가 걱정될 수밖에 없다. 불면증 치료의 경우에만 윤리적으로 문제가 되지 않는 범위에서 위약 처방을 허용하면 어떨까 싶기도 하다. 그렇다면 부작용도 감소하고, 결과적으로 환자에게 이로운 조치가 될 것이다.

수면은 불안과 긴장을 포함해 기분이나 행동과도 깊이 관련되어 있다. 그래서 약을 사용하지 않고 불면증을 치료하기 위해 시작된 것이 인지 행동 요법이다. 불면에 시달리는 사람 중에는 섬세하면서 기분을 빠르게 전환하지 못하는 유형이 많다. 인지 행동 요법은 스트레스가 지나치게 쌓이기 쉬운 일상에서 불안이나 걱정거리, 부정적인 기분을 오래 끌고 가지 않도록 현재 행동 패턴을 파악해 생활 습관을 개선할 뿐만 아니라 사고의 습관을 재검토하게 한다.

① 올바른 지식을 얻어서 이해를 깊게 한다(인지)
② 다음 날의 활동의 질·생산성을 높이기 위한 행동을 한다(행동)

인지 행동 요법의 테라피스트는 먼저 환자에게 수면 생리를 설명해 수면에 대한 지식을 깊게 한다. 환자는 이를 통해 평소의 수면 패턴을 잘 이해하고 나쁜 습관을 끊으며 수면 조건을 바로잡는다.

예를 들어 업무에 대한 압박감 때문에 잠을 이루지 못해 술을 조금 마셔서 긴장을 풀고 자자는 생각에서 술을 마시기 시작했는데 자신도 모르게 과음을 했다고 가정하자. 이것이 잘못된 인지와 행동의 전형이다. 업무에 대한 압박감 때문에 잠을 이룰 수 없다면 자신이 지닌 지식을 바탕으로 올바른 행동을 해야 한다. 조금이라면 술을 마셔도 되겠지, 싶어서 계속 마신 끝에 만취 상태가 될 때까지 마시곤 한다. 이는 잘못된 행동 패턴이다. 그러나 실패의 경험을 효과적으로 살린다면 올바른 행동을 할 수 있게 된다.

인지 행동 요법의 테라피스트는 환자의 심리 상태나 성격을 고려하여 조언을 함으로써 올바른 인지와 행동을 할 수 있고, 나아가 적절한 수면을 되찾을 수 있도록 이끌어간다. 그리고 올바른 인지와 행동이 습관으로 자리를 잡으면 스트레스가 원인인 불면은 해소된다. 이것이 인지 행동 요법이다.

인지 행동 요법의 장점은 약과 달리 의존성도, 부작용도 없다는 것이다. 수면제 같은 즉효성은 없지만, 치료가 끝난 뒤에도 효과가 지속된다. 안타깝게도 일본에는 교육받은 테라피스트가 부족하다. 또한 우울증 등은 인지 행동 요법도 건강 보험이 적용되지만, 불면증의 경우에는 아직 보험이 적용되지 않기 때문에 비용이 많이 든다. 상황이 이런 까닭에 일본에서는 아직 미국만큼 인지 행동 요법이 보급되지 못하고 있다.

현재 일본의 불면증 인지 행동 요법 상황을 알려준 사람이 도쿄자혜회 의과대학의 야마데라 와타루(山寺亘) 선생이다. 야마데라 선생이 몸담은 도쿄자혜회 의과대학 가쓰시카의료센터의 정신신경과에서는 야마데라 와타루 진료부장, 이토 히로시(伊藤洋) 진료의장이 중심이 되어 불면증의 인지 행동 요법에 힘쓰고 있다. 전문적인 트레이닝을 받은 임상 심리사가 불면증의 인지 행동 요법 프로그램을 만들고 불면증 환자를 치료한다. 도쿄자혜회 의과대학은 신경증에 대한 정신 요법인 모리타 요법으로도 유명하며, 정신 요법이나 행동 요법에 관해서는 오랜 역사를 자랑한다.

불면을 치료하려면 억지로 자려고 하기보다 잠이 올 만한 상황을 만드는 것이 중요하다. 수면 리듬을 바로잡기 위해 생활 습관을 개선하고 어떻게 하면 잠이 잘 오는 환경이 될지 고민하는 것이 바람직하다. 그리고 이를 위해서는 수면제를 대신할 안심 장치, 즉 이것만 있으면 잘 수 있다는 요소를 찾아내는 것이 중요하다. 잠을 못 자는 사람일수록 수면을 촉진하는 긍정적인 조건을 자각해야 한다. 약의 복용 이외에도 수면의 행복을 느낄 수 있는 물건이나 상황을 늘려가자.

자야 한다는 압박감에 시달리지 않고 자는 것이 즐거워지면 수면의 의미가 달라진다. 자신에게 맞는 양질의 수면은 노력을 통해서만 얻을 수 있다.

수면을 제패하는 자는 인생을 제패한다.

그리고 수면의 가치, 인생의 가치를 높일 수 있는 사람은 바로 자기 자신이다.

후기

내가 스탠퍼드 대학에서 수면의학 연구에 몸담은 시기는 1987년 9월 오사카 의과대학 대학원 4학년에 재학할 때였다. 당초의 예정은 반년 미만의 단기 유학이었다.

유학의 기회를 준 사람은 당시 오사카 의과대학 학장(전 교토 대학 의학부장)이었던 하야이시 오사무(早石修, 1920~2015) 선생이었고, 하야이시연구소에 참가할 것을 강하게 권유한 사람은 오사카 의과대학 정신과의 사카이 도시아키(堺俊明) 교수였다.

당초 예정했던 반년의 기한이 끝나갈 무렵, 당시에 하던 연구를 중단하고 돌아갈 수는 없다고 생각한 나는 조금만 귀국을 늦춰달라고 일본의 대학에 부탁했다. 그 이후에도 반년만 더 있겠다며 제멋대로 귀국을 계속 연장했다. 사카이 선생이 넓은 아량으로 이해해주고 힘써주지 않았다면 절대 불가능했을 것이다. 그리고 결국 일본의 대학으로 돌아가는 선택지를 완전히 포기하게 만든 것은 "이곳에 남아주게"라는 디멘트 교수의 한마디였다.

이러한 은사들 덕택에 지금의 내가 존재할 수 있었다. 반년만 있다가 돌아가자는 생각으로 시작했던 스탠퍼드 대학에서의 연구 생활은 올해로 32년째를 맞이했다.

기초 연구라는 것은 무엇인가를 발견하고 해명하더라도 구체적으로 사회에 환원하기까지 매우 긴 세월이 걸린다. 환자를 구하는 현장에 직접 뛰어들 수도 없다. 그런데도 이렇게 오랜 세월에 걸쳐 연구에 몰두할 수 있었던 것은 오사카 의과대학의 임상 현상에서 매일 환자들과 접했던 경험 덕분임을 새삼 실감하게 된다. 이렇게 수면에 관한 책을 내서 독자 여러분이나 수면 문제로 어려움을 겪고 있는 환자들에게 도움을 줄 수 있게 된 것에 연구자로서 큰 기쁨을 느끼며, 사회 환원의 기회가 주어졌다는 것을 감사하게 생각한다.

스탠퍼드 대학의 수면연구소에는 일본에서 유학 온 의사와 연구자가 많다. 우리 연구실에 몸담았던 사람만 해도 50명이 넘는다. 지금은 일본 각지의 대학과 수면 의료, 수면 연구의 무대에서 활약하고 있다. 이렇게 수면의학의 저변이 확대되고 있는 것도 큰 기쁨 중 하나다.

많은 분이 힘을 보태주지 않았다면 이 책은 세상에 나오지 못했을 것이다. 진심으로 감사의 인사를 전하고 싶다. 특히 출장 중에 연구실의 운영을 전부 맡다시피 했던 사카이 노리아키(酒井紀彰) 부소장에게 고마움을 전한다. 또한 이 책의 내용을 확인해준 도쿄자혜회 의과대학 교수이자 오타수면과학센터 소장인 지바 신타로 선생에게도 감사의 마음을 전한다.

언제나 나의 버팀목이며 좋은 토론 상태인 아내 지에코, 그리고 장인·장모님이자 기초 연구를 계속하는 나를 정신적으로 지원해줄 뿐만 아니라 인생의 멘토로서 끊임없이 격려해준 마에다 요시오(前田義雄) 선생(모교인 오사카 의과대학의 선배이자 전 오사카 적십자병원 비뇨기과 부장)과 마에다 게이코(前田慶子) 선생에게도 고맙다는 말을 하고 싶다. 두 분은 94세, 92세라는 고령인데도 현역 의사로 활약하면서, 이번 출판을 위해 삽화도 그려주었다.

또한 출판에 관한 상담에 응해준 SCNL 출신이자 아키타대학 의학부 정신과 준교수인 가미바야시 다카시(神林崇) 선생, 편집에 힘써준 PHP 연구소의 가와카미 다쓰히토(川上達史), PHP 에디터즈 그룹의 사구치 슌지로(佐口俊次郎), 구성을 담당해준 아베 구미코(阿部久美子)에게도 이 자리를 빌려 고마움을 전한다.

2018년 12월

캘리포니아, 스탠퍼드

니시노 세이지

머리말

- 니시노 세이지(西野精治), 《스탠퍼드식 최고의 수면법》, 북라이프, 2017.

- NHK 스페셜 취재반, 《수면 부채―'약간의 수면 부족'이 수명을 줄인다(睡眠負債 "ちょっと寝不足"が命を縮める)》, 아사히신서, 2018.

- 니시노 세이지, "'수면 부채'의 개념은 어떻게 생겨났는가?", 〈수면의료〉, 2018.12., pp. 291~298.

- Bannai, M., Kaneko, M. and Nishino, S. *Sleep duration and sleep surroundings in office workers-comparative analysis* in Tokyo, New York, Shanghai, Paris and Stockholm. Sleep Biol Rhythms, 2011. 9.(4): p. 395.

- 후생노동성의 '국민 건강·영양 조사(2017)' 〈참조〉http://www.mhlw.go.jp/bunya/kenkou/kenkou_eiyou_chousa.html

- 2015년 국민생활시간조사 〈참조〉 https://www.nhk.or.jp/bunken/research/yoron/20160217_1.html

- OECD Society at a Glance. Available from: https://www.oecd-ilibrary.org/social-issues-migration-health/society-at-a-glance-2016_9789264261488-en

- Walch, O.J., Cochran, A. and Forger, D.B. *A global quantification of "normal"sleep schedules using smartphone data* . Sci Adv, 2016. 2(5): p. e1501705.

- 고야마 준(神山潤), 《아동의 수면―잠은 뇌와 정신의 영양분(子どもの睡眠―眠りは脳と心の栄養)》, 메바에샤, 2003.

- 미이케 데루히사(三池輝久), 《아동의 늦은 취침―뇌에 끼치는 위험(子どもの夜ふかし 脳への脅威)》, 슈에이사신서, 2014.

- Reichner, C.A., *Insomnia and sleep deficiency in pregnancy*. Obstet Med, 2015. 8.(4): pp. 168~171.

- 아이바 아야(愛波文), 《엄마와 아기 모두 푹 자는 방법―밤에 울 때 · 잠을 안 잘 때 · 일찍 일어날 때 해결 가이드(ママと赤ちゃんのぐっすり本「夜泣き・寝かしつけ・早朝起き」解決ガイド)》, 고단샤의 실용BOOK, 2018.

1장 잘못된 수면 상식들

- 니시노 세이지 "수면 관련 질환의 진료를 위해 필요한 수면 생리 · 약리 기초지식", 《수면의학을 공부하기 위해―전문의가 이야기하는 실천 수면의학(睡眠医学を学ぶために : 専門医の伝える実践睡眠医学)》, 다치바나 나오코(立花直子) 편집(2006), 나가이서점 pp. 23~47.

- 마루야마 다카시(丸山崇) 외 "수면 · 각성을 뒷받침하는 신경 기구", 《수면 과학: 최신 기초 연구부터 의료 · 사회에서의 응용까지(睡眠科学 : 最新の基礎研究から医療・社会への応用まで)》, 미시마 가즈오(三島和夫) 편집(2016), 学同人 pp. 18~30.

- Nishino, S., et al., *The neurobiology of sleep in relation to mental illness, in*

- *Neurobiology of Mental Illness*, N.E. Charney D.S, Editor. 2004, Oxford University Press: New York. pp. 1160~1179.

- Rechtschaffen, A. and Kales, A. eds. *A Manual of Standardized Terminology, Techniques and Scoring System for Sleep Stages of Human Subjects*. 1968, National Institutes of Health: Washington, D.C.

- 이타오 기요시(板生清), 고마자와 마코토(駒澤真人), 〈웨어러블 디바이스의 응용

과 근미래의 전개〉(2015) 18(6): pp. 385~389.

- Pellegrino, R., et al., *A novel BHLHE41 variant is associated with short sleep and resistance to sleep deprivation in humans.* Sleep, 2014. 37(8): pp. 1327~1336.

- He, Y., et al., *The transcriptional repressor DEC2 regulates sleep length in mammals.* Science, 2009. 325(5942): pp. 866~870.

- 구메 가즈히코(粂和彦), "잠의 세계에 매료되어", 〈닛케이 사이언스〉(2002)(1): p. 3. 〈참조〉http://sleepclinic.jp/essay1/index.html

- Nishino, S. and Fujiki, N. *Animal models for sleep disorders, in Handbook of Experimental Neurology.* T. Tatlisumak and M. Fisher, Editors. 2006, Cambridge University Press: Cambridge. pp. 504~543.

- Diekelmann, S. and Born, J. *The memory function of sleep.* Nat Rev Neurosci, 2010. 11(2): pp. 114~126.

- Walker, M.P., *The role of slow wave sleep in memory processing.* J Clin Sleep Med, 2009. 5(2 Suppl): pp. S20~26.

- Schonauer, M., Geisler, T. and Gais, S. *Strengthening procedural memories by reactivation in sleep.* J Cogn Neurosci, 2014. 26(1): pp. 143~153.

- Rauchs, G., et al., *Consolidation of strictly episodic memories mainly requires rapid eye movement sleep.* Sleep, 2004. 27(3): pp. 395~401.

- Miyamoto, D., et al., *Top-down cortical input during NREM sleep consolidates perceptual memory.* Science, 2016. 352(6291): pp. 1315~1318.

- 사사키 유카(佐々木由香), "기억・학습과 수면", 〈의학의 발걸음〉(2017) 263(9): pp. 747~753.

- Li, W., et al., *REM sleep selectively prunes and maintains new synapses in development and learning.* Nat Neurosci, 2017. 20(3): pp. 427~437.

- Iliff, J.J., et al., *A paravascular pathway facilitates CSF flow through the brain parenchyma and the clearance of interstitial solutes, including amyloid β. Sci Transl Med, 2012. 4(147): p. 147ra111.*

- Xie, L., et al., *Sleep drives metabolite clearance from the adult brain.* Science, 2013. 342(6156): pp. 373~377.

- Tarasoff-Conway, J.M., et al., *Clearance systems in the brain-implications for Alzheimer disease.* Nat Rev Neurol, 2015. 11(8): pp. 457~470.

- Ju, Y.E., et al., *Sleep quality and preclinical Alzheimer disease.* JAMA Neurol, 2013. 70(5): pp. 587~593.

- Kang, J.E., et al., *Amyloid-β dynamics are regulated by orexin and the sleep-wake cycle.* Science, 2009. 326(5955): pp. 1005~1007.

- Moruzzi, G. and Magoun, H.W. *The functional significance of the ascending reticular system.* Arch Ital Biol, 1958. 96: pp. 17~28.

- 윌리엄 C. 디멘트 씀, 후지이 루미(藤井留美) 옮김, 인간은 왜 인생의 3분의 1이나 되는 시간을 자면서 보내는가?(ヒトはなぜ人生の3分の1も眠るのか?)》(2002), 고단샤.

- Dement, W.C., *Some Must Watch While Some Must Sleep.* 1974, New York: W W Norton & Co Inc.

- Dement, W.C., *History of sleep medicine.* Neurol Clin, 2005. 23(4): pp. 945~965, v.

- 기다 데쓰오(木田哲生), 《'수면 교육' 핸드북 중학교—수면의 비밀~좋은 수면을 실천하자~(「みんいく」ハンドブック　中学校—睡眠のひみつ˜よい睡眠を実践しよう˜)》(2017), 가쿠지출판.

- 기다 데쓰오, 《'수면 교육' 핸드북 초등학교 4·5·6학년—잠의 비밀~잠에 관해서 생각해봐요~(「みんいく」ハンドブック 小学校4·5·6年—すいみんのひみつ˜すいみんについて考えよう~)》(2017), 가쿠지출판.

- 기다 데쓰오, 《'수면 교육' 핸드북 초등학교 1·2·3학년—잠의 비밀~잠에 대해

서 알아봐요~(『みんいく』ハンドブック 小学校1・2・3 年—すいみんのひみつ~すい みんについてしろう~)》(2017), 가쿠지출판.

- 기다 데쓰오, 《수면 교육의 권장—수면 개선으로 아이의 생활·학습을 향상시 킨다(『睡眠教育(みんいく)のすすめ—睡眠改善で子どもの生活、学習が向上 する)》(2017), 가쿠지출판.

- 기다 데쓰오, 《야옹 군 몇 시에 잤어?(ねこすけくんなんじにねたん?)》(2018) ('수면 교육'지역 조성 추진위원회, 리브레 간행.

- 수면 세미나, "양질의 수면을 뒷받침하는 아동의 성장~수면 부채로부터 아이 를 지키기 위해~", 실시 보고서 〈참조〉 https://prtimes.jp/main/html/rd/p/ 000000005.000031777.html

2장 '수면 부채'를 어떻게 갚을 것인가?

- 니시노 세이지, "'수면 부채'의 개념은 어떻게 생겨났는가?", 〈수면의료〉(2018) 12: pp. 291~298.(기출)

- Dement, W.C., *Sleep extension: getting as much extra sleep as possible*. Clin Sports Med, 2005. 24(2): pp. 251~268,viii.

- Barbato, G., et al., *Extended sleep in humans in 14 hour nights (LD 10:14): relationship between REM density and spontaneous awakening*. Electroencephalogr Clin Neurophysiol, 1994. 90(4): pp. 291~297.

- Dement, W.C., *Wake up America: A National Sleep Alert Volume 1*. 1993, The Commission.

- Kripke, D.F., et al., *Mortality associated with sleep duration and insomnia*. *Arch Gen Psychiatry*, 2002. 59(2): pp. 131~136.

- Tamakoshi, A. and Ohno, Y. *Self-reported sleep duration as a predictor of all-cause mortality: results from the JACC study, Japan*. Sleep, 2004. 27(1): pp.

51~54.

- Ikehara, S., et al., *Association of sleep duration with mortality from cardiovascular disease and other causes for Japanese men and women: the JACC study*. Sleep, 2009. 32(3): pp. 295~301.

- 이케하라 사토요(池原賢代), 이소 히로야스(磯博康), "일본인의 수면 시간—수면 시간과 건강: Mortality—", 〈수면의료〉(2018), 12: pp. 299~303.

- 시라카와 슈이치로(白川修一郎), 마쓰우라 노리코(松浦倫子) "수면 부채의 대책 · 예방법", 〈수면의료〉(2018), 12: pp. 331~336.

- 니시노 세이지, 《만화로 꿀잠! 스탠퍼드식 최고의 수면법(マンガでぐっすり! スタンフォード式 最高の睡眠)(2018), 선마크출판0

- Williamson, A.M. and Feyer, A.M. *Moderate sleep deprivation produces impairments in cognitive and motor performance equivalent to legally prescribed levels of alcohol intoxication*. Occup Environ Med, 2000. 57(10): pp. 649~655.

- Dorrian, J., et al., Psychomotor vigilance performance: *Neurocognitive assay sensitive to sleep loss, in Sleep Deprivation: Clinical Issues, Pharmacology and Sleep Loss Effects*. C.A. Kushida, Editor. 2005, Marcel Dekker, Inc: New York, NY. pp. 39~50.

- Miglis, M.G., *Autonomic dysfunction in primary sleep disorders*. Sleep Med, 2016. 19: pp. 40~49.

- Kim, T.W., J.H. Jeong, and Hong, S.C. *The impact of sleep and circadian disturbance on hormones and metabolism*. Int J Endocrinol, 2015. 2015: p. 591729.

- Van Cauter, E., et al., *Impact of sleep and sleep loss on neuroendocrine and metabolic function*. Horm Res, 2007. 67 Suppl 1: pp. 2~9.

- Foster, D.J. and Wilson, M.A. *Reverse replay of behavioural sequences in hippocampal place cells during the awake state*. Nature, 2006. 440(7084): pp.

680~683.

- Tassi, P. and Muzet, A. *Sleep inertia.* Sleep Med Rev, 2000. 4(4): pp. 341~353.

- Wilkinson, R.T. and Stretton, M. *Performance after awakening at different times of night.* Psychon. Sci., 1971. 23(4): pp. 283~285.

- Santhi, N., et al., *Morning sleep inertia in alertness and performance: effect of cognitive domain and white light conditions.* PLoS One, 2013. 8(11): p. e79688.

- McEvoy, R.D. and Lack, L.L. *Medical staff working the night shift: can naps help?* Med J Aust, 2006. 185(7): pp. 349~350.

- Dhand, R. and Sohal, H. *Good sleep, bad sleep! The role of daytime naps in healthy adults.* Curr Opin Pulm Med, 2006. 12(6): pp. 379~382.

- 후생노동성 건강국, "건강을 위한 수면 지침 2014"(2014) 〈참조〉https://www.mhlw.go.jp/file/06-Seisakujouhou-10900000-Kenkoukyoku/0000047221.pdf *Time Window Alarm.* Available from: https://window-alarm.com

- Ekirch, A.R., *Sleep We Have Lost: Pre-industrial Slumber in the British Isles.* The American Historical Review, 2001. 106(2): pp. 343~386.

3장 수면의 열쇠는 '생체 리듬'

- Moore, R.Y., *Circadian rhythms:basic neurobiology and clinical appplications.* Annu Rev Med, 1997. 49: pp. 253~266.

- 히라노 아리사(平野有沙), "수면과 체내 시계—시계 시스템을 통한 수면·각성 사이클의 제어와 그 파탄이 가져오는 리듬 수면장애", 〈의학의 발걸음〉(2017) 263(9): pp. 720~727.

- Moore, R. and R. Silver, *Suprachiasmatic nucleus organization.* Chronobiol Int, 1998. 15(5): pp. 475~487.

- Czeisler, C.A., et al., *Stability, precision, and near-24-hour period of the human circadian pacemaker.* Science, 1999. 284(5423): pp. 2177~2181.

- Duffy, J.F. and Czeisler, C.A. *Effect of Light on Human Circadian Physiology.* Sleep Med Clin, 2009. 4(2): pp. 165~177.

- Czeisler, C.A. and Turek, F.W. eds. *Melatonin, Sleep, and Circadian Rhythms: Current Progress and Controversies.* Journal of Biological Rhythms Special Issue. Vol. 12. 1997.

- 이고 마사유키(飯鄕雅之), "멜라토닌 연구의 역사", 〈시간생물학〉(2011) 17(1): pp. 23~34.

- Hattar, S., et al., *Melanopsin and rod-cone photoreceptive systems account for all major accessory visual functions in mice.* Nature, 2003. 424(6944): pp. 76~81.

- Gooley, J.J., et al., *A broad role for melanopsin in nonvisual photoreception.* J Neurosci, 2003. 23(18): pp. 7093~7106.

- Lockley, S.W., et al., *Short-wavelength sensitivity for the direct effects of light on alertness, vigilance, and the waking electroencephalogram in humans.* Sleep, 2006. 29(2): pp. 161~168.

- Zeitzer, J.M., et al., *Response of the human circadian system to millisecond flashes of light.* PLoS One, 2011. 6(7): p. e22078.

- Kräuchi, K., et al., *Functional link between distal vasodilation and sleep-onset latency?* Am J Physiol Regul Integr Comp Physiol, 2000. 278(3): pp. R741~748.

- Kräuchi, K. and T. De Boer, *Body Temperature, Sleep, and Hibernation, in Principles and Practices of Sleep Medicine,* M.H. Kryger, T. Roth, and W.C. Dement, Editors. 2011, Elsevier Saunders: Missouri. pp. 323~334.

- Kräuchi, K., et al., *Warm feet promote the rapid onset of sleep.* Nature, 1999. 401(6748): pp. 36~37.

• Borbély, A.A., *A two process model of sleep regulation.* Hum. Neurobiol., 1982. 1: pp. 195~204.

• Chung, S., Son, G.H. and Kim, K. *Circadian rhythm of adrenal glucocorticoid: its regulation and clinical implications.* Biochim Biophys Acta, 2011. 1812(5): pp. 581~591.

• Van Dongen, H.P. and Dinges, D.F. *Sleep, circadian rhythms, and psychomotor vigilance.* Clin Sports Med, 2005. 24(2): pp. 237~249, vii-viii.

• Van Dongen, H.P.A. and Dinges, D.F. *Circadian rhythms in sleepiness, alertness, and performance, in Principles and Practice of Sleep Medicine. 4th ed.* , Kryger, M.H. Roth, T. and Dement, W.C. Editors. 2005, Elsevier Saunders: Philadelphia. pp. 435~443.

• Lack, L.C., et al., *The relationship between insomnia and body temperatures.* Sleep Med Rev, 2008. 12(4): pp. 307~317.

• 일본 수면 학회, 《수면장애 진료 가이드(睡眠障害診療ガイド)》(2011), 분코도.

• 미시마 가즈오, "비24시간 수면─각성 리듬 장애의 병태 생리 연구의 현재 상황", 〈의학의 발걸음〉(2017), 263(9): pp. 775~782.

• Sack, R.L., et al., *Entrainment of free-running circadian rhythms by melatonin in blind people.* N Engl J Med, 2000. 343(15): pp. 1070~1077.

• 오카와 마사코(大川匡子), "빛의 치료적 응용─빛을 이용한 생체 리듬 조절─" 〈참조〉 http://www.mext.go.jp/b_menu/shingi/gijyutu/gijyutu3/toushin/attach/1333542.htm

• Fuse, Y., et al., *Differential roles of breakfast only (one meal per day) and a bigger breakfast with a small dinner (two meals per day) in mice fed a high-fat diet with regard to induced obesity and lipid metabolism.* J Circadian Rhythms, 2012. 10(1): p. 4.

• Lavie, P., *Ultrashort sleep-waking schedule. III. "Gates" and "forbidden zones" for sleep.* Electroencephalogr. Clin. Neurophysiol., 1986. 63(5): pp. 414~425.

• Rühle, K.H., Franke, K.J. and Nilius, G. *Microsleep, sleepiness and driving performance in patients with sleep apnoea syndrome.* Pneumologie, 2008. 62(10): pp. 595~601.

• 시라하마 류타로(白濱龍太郎), 《도해 수면 무호흡 증후군도 치료할 수 있다! 최신 치료와 올바른 지식(図解 睡眠時無呼吸症候群を治す! 最新治療と正しい知識)》(2015), 닛토쇼인본사.

• 가와이 마코토(河合真), 《극단론으로 이야기하는 수면의학(極論で語る睡眠医学)》(극단론으로 이야기하는 시리즈)(2016), 마루젠출판.

• He, J., et al., *Mortality and apnea index in obstructive sleep apnea. Experience in 385 male patients.* Chest, 1988. 94(1): pp. 9~14.

• Albarrak, M., et al., *Utilization of healthcare resources in obstructive sleep apnea syndrome: a 5-year follow-up study in men using CPAP.* Sleep, 2005. 28(10): pp. 1306~1311.

• Dement, W.C., *Wake up America: A National Sleep Alert Volume 1.* 1993. p. The Commission.(기출)

• "우치야마 교수가 불면증, 수면 부족으로 인한 손실액을 3.5조 엔으로 시산"(2006) 〈참조〉http://www.nu-press.net/archives/article000256.html

• "수면 부족이 일본 경제에 가져오는 손실은 GDP의 3% 규모인 약 15조 엔"(2017) 〈참조〉https://woman.excite.co.jp/article/beauty/rid_Nemgym_10299/

• *Managing shift work: Health and safety guidance.* 2006; Available from: http://www.hse.gov.uk/pUbns/priced/hsg256.pdf

• 후지키 노부히로(藤木通弘), "산업 의학(교대 근무를 포함한)과 수면 부채", 〈수면의료〉(2018) 12: pp. 311~318.

• 니시노 세이지, "교대 근무에 관해(1)", 〈프리호스피탈 케어〉(2018) 31(4): pp. 62~63.

- 니시노 세이지, "쾌면 소식—제6회 구급대원의 교대 근무(교대 근무에 관해 2)", 〈프리호스피탈 케어〉(2018) 31(5): pp. 68~69.

- 니시노 세이지, "철인 삼종 경기 선수는 어떻게 시차에 대처해야 할까?" [특집: 철인 삼종 경기와 여행] 〈참조〉https://www.life-rhythm.net/nishino/

- Dantz, B., Edgar, D.M. and Dement, W.C. *Circadian rhythms in narcolepsy: studies on a 90 minute day.* Electroencephalogr Clin Neurophysiol, 1994. 90(1): pp. 24~35.

- Carskadon, M.A. and Dement, W.C. *Sleep studies on a 90-minute day.* Electroencephalogr Clin Neurophysiol, 1975. 39(2): pp. 145~155.

- Monk, T.H., *The post-lunch dip in performance.* Clin Sports Med, 2005. 24(2): pp. e15~23, xi-xii.

- Horne, J., Anderson, C. and Platten, C. *Sleep extension versus nap or coffee, within the context of 'sleep debt'.* J Sleep Res, 2008. 17(4): pp. 432~436.

- Zeitzer, J.M., et al., *Extracellular adenosine in the human brain during sleep and sleep deprivation: an in vivo microdialysis study.* Sleep, 2006. 29(4): pp. 455~461.

- Clark, I. and Landolt, H.P. *Coffee, caffeine, and sleep: A systematic review of epidemiological studies and randomized controlled trials.* Sleep Med Rev, 2016.

- Urry, E. and Landolt, H.P. *Adenosine, caffeine, and performance: from cognitive neuroscience of sleep to sleep pharmacogenetics.* Curr Top Behav Neurosci, 2015. 25: pp. 331~366.

- "커피의 효용: 미국 식사 가이드라인" 〈참조〉https://health.gov/dietaryguidelines/2015-scientific-report/PDFs/Scientific-Report-of-the-2015-Dietary-Guidelines-Advisory-Committee.pdf

- Drapeau, C., et al., *Challenging sleep in aging: the effects of 200 mg of caffeine during the evening in young and middle-aged moderate caffeine consumers.* J

Sleep Res, 2006. 15(2): pp. 133~141.

- Anegawa, E., et al., *Chronic powder diet after weaning induces sleep, behavioral, neuroanatomical, and neurophysiological changes in mice.* PLoS One, 2015. 10(12): p. e0143909.

- Mah, C.D., et al., *The effects of sleep extension on the athletic performance of collegiate basketball players.* Sleep, 2011. 34(7): pp. 943~950.

- 모리타 유코(守田優子), 니시다 마사키(西多昌規), "수면 부채와 운동선수의 성과", 〈수면의료〉(2018) 12: pp. 399~402.

5장 여성, 아동, 고령자를 위한 수면 상식

- 니시노 세이지, 《만화로 꿀잠! 스탠퍼드식 최고의 수면법(マンガでぐっすり! スタンフォード式最高の睡眠)》(2018), 선마크출판(기출).

- 이케하라 사토요(池原賢代), 이소 히로야스(磯博康) "일본인의 수면 시간―수면 시간과 건강: Mortality―", 〈수면의료〉(2018)12: pp. 299~303.(기출)

- Takahashi, Y., Kipnis, D.M. and Daughaday, W.H. *Growth hormone secretion during sleep.* J Clin Invest, 1968. 47(9): pp. 2079~2090.

- 기무라 마유미(木村昌由美), "수면 부채와 면역 기능", 〈수면의료〉(2018) 12: pp. 353~360.

- Spiegel, K., Sheridan, J.F. and Van Cauter, E. *Effect of sleep deprivation on response to immunization.* JAMA, 2002. 288(12): pp. 1471~1472.

- Besedovsky, L., Lange, T. and Born, J. *Sleep and immune function.* Pflugers Arch, 2012. 463(1): pp. 121~137.

- 고토리이 노조무(小鳥居望), "수면 부채와 정신 질환", 〈수면의료〉(2018) 12: pp. 375~382.

- Sigurdardottir, L.G., et al., *Sleep disruption among older men and risk of prostate cancer.* Cancer Epidemiol Biomarkers Prev, 2013. 22(5): pp. 872~879.

- 가키자키 마사코(柿崎真沙子), "수면 부채와 암의 리스크", 〈수면의료〉(2018) 12: pp. 399~402.

- 후지와라 다케시(藤原健史), "수면 부채가 심순환기 질환에 끼치는 영향", 〈수면 의료〉(2018) 12: pp. 361~368.

- 모토무라 유키(元村祐貴), "수면 부채가 뇌 기능에 끼치는 영향", 〈수면의료〉 (2018) 12: pp. 337~344.

- 우에키 고지로(植木浩二郎), "만성 질환의 시점에 본 제2형 당뇨병의 원인", 〈당 뇨병〉(2011) 54(7): pp. 476~479.

- Schmid, S.M., Hallschmid, M. and Schultes, B. *The metabolic burden of sleep loss.* Lancet Diabetes Endocrinol, 2015. 3(1): pp. 52~62.

- Boyko, E.J., et al., *Sleep characteristics, mental health, and diabetes risk: a prospective study of U.S. military service members in the Millennium Cohort Study.* Diabetes Care, 2013. 36(10): pp. 3154~3161.

- Taheri, S., et al., *Short sleep duration is associated with reduced leptin, elevated ghrelin, and increased body mass index.* PLoS Med, 2004. 1(3): p. e62.

- Kripke, D.F., et al., *Mortality associated with sleep duration and insomnia.* Arch Gen Psychiatry, 2002. 59(2): pp. 131~136.(기출)

- Spiegel, K., Leproult, R. and Van Cauter, E. *Impact of sleep debt on metabolic and endocrine function.* Lancet, 1999. 354(9188): pp. 1435~1439.

- Mullington, J.M., et al., *Sleep loss reduces diurnal rhythm amplitude of leptin in healthy men.* J Neuroendocrinol, 2003. 15(9): pp. 851~854.

- Broussard, J.L., et al., *Elevated ghrelin predicts food intake during experimental sleep restriction.* Obesity (Silver Spring), 2016. 24(1): pp. 132~138.

- Chikahisa, S., et al., *Mast cell involvement in glucose tolerance impairment caused by chronic mild stress with sleep disturbance.* Sci Rep, 2017. 7(1): p.

13640.

- Cano, G., Mochizuki, T. and Saper, C.B. *Neural circuitry of stress-induced insomnia in rats.* J Neurosci, 2008. 28(40): pp. 10167~10184.

- 지카히사 사치코(近久幸子), "수면 부채와 대사성 질환", 〈수면의료〉(2018) 12: pp. 369~374.

- 미시마 가즈오, "수면의 도시 전설을 해부한다―제64회 수면 시간의 남녀 차이에 관해"〈참조〉https://natgeo.nikkeibp.co.jp/atcl/web/15/403964/120700056/?P=1

- 오노 다이스케(小野太輔), 오쿠라 무쓰미(大倉睦美), 가미바야시 다카시(神林崇), "여성의 수면 부채", 〈수면의료〉(2018) 12: pp. 319~324.

- Oyetakin-White, P., et al., *Does poor sleep quality affect skin ageing?* Clin Exp Dermatol, 2015. 40(1): pp. 17~22.

- Sundelin, T., et al., *Negative effects of restricted sleep on facial appearance and social appeal.* R Soc Open Sci, 2017. 4(5): p. 160918.

- Jouvet-Mounier, D., Astic, L. and Lacote, D. *Ontogenesis of the sates of sleep in rat, cat and guinia pig during the first postnatal month.* Dev Psychobiol, 1970. 2: pp. 216~239.

- Roffwang, H.P., Muzio, J.N. and Dement, W.C. *Ontogenetic development of the human sleep-dream cycle.* Science, 1966. 152(3722): pp. 604~619.

- Frank, M.G., Issa, N.P. and Stryker, M.P. *Sleep enhances plasticity in the developing visual cortex.* Neuron, 2001. 30(1): pp. 275~287.

- ADHD AND SLEEP. Available from: https://www.sleepfoundation.org/articles/adhd-and-sleep

- 고야마 준, "아동의 수면 부채", 〈수면의료〉(2018) 12: pp. 325~330

- Bliwize, D.L., *Normal Aging.* 5th ed. Principles and Practices of Sleep Medicine, ed. M.H. Kryger, T. Roth, and W.C. Dement. 2011, Missouri:

Elsevier Saunders. pp. 27~41.

• Asada, H., et al., *Association between patient age at the time of surgical treatment for endometriosis and aryl hydrocarbon receptor repressor polymorphism.* Fertil Steril, 2009. 92(4): pp. 1240~1242.

• 지바 유헤이(千葉悠平), "수면 부채와 인지증의 리스크", 〈수면의료〉(2018) 12: pp. 383~390.

• 사카이 노리아키(酒井紀彰), 니시노 세이지, "수면 부채와 인지증―동물 모델의 견지―", 〈수면의료〉(2018) 12: pp. 345~352.

• Riemersma-van der Lek, R.F., et al., *Effect of bright light and melatonin on cognitive and noncognitive function in elderly residents of group care facilities: a randomized controlled trial.* JAMA, 2008. 299(22): pp. 2642~2655.

6장 숙면할 수 있는 환경을 만드는 방법

• Chiba, S., et al., *High rebound mattress toppers facilitate core body temperature drop and enhance deep sleep in the initial phase of nocturnal sleep.* PLoS One, 2018. 13(6): p. e0197521.

• Ito, S.U., et al., *Sleep facilitation by artificial carbonated bathing; EEG core, proximal, and distal temperature evaluations.* Sleep 2013. 36 Abstract Supplement: p. A220.

• Uemura-Ito, S., et al., *Sleep facilitation by Japanese hot spring; EEG, core, proximal, and distal temperature evaluations.* Sleep Biol Rhythms, 2011. 9(4): p. 387.

• 다카오카 모토쿠니(高岡本州), 우치다 스나오(内田直), 《'수면 품질' 혁명: 일류를 뒷받침하는 에어위브 성장의 발자취(「睡眠品質」革命 : 一流を支えるエアウィーヴ 成長の軌跡)》(2017), 다이아몬드사.

- Haskell, E.H., et al., *The effects of high and low ambient temperatures on human sleep stages*. Electroencephalogr Clin Neurophysiol, 1981. 51(5): pp. 494~501.

- Muzet, A., Libert, J.P. and Candas, V. *Ambient temperature and human sleep*. Experientia, 1984. 40(5): pp. 425~429.

- Okamoto-Mizuno, K., et al., *Effects of humid heat exposure on human sleep stages and body temperature*. Sleep, 1999. 22(6): pp. 767~773.

- Nofzinger, E.A., et al., *Changes in forebrain function from waking to REM sleep in depression: preliminary analyses of [18F]FDG PET studies*. Psychiatry Res, 1999. 91(2): pp. 59~78.

- Sakurai, T., *Roles of orexins in the regulation of body weight homeostasis*. Obes Res Clin Pract, 2014. 8(5): pp. e414~420.

- 아이바 아야,《엄마와 아기 모두 푹 자는 방법─밤에 울 때·잠을 안 잘 때·일찍 일어날 때 해결 가이드(ママと赤ちゃんのぐっすり本「夜泣き・寝かしつけ・早朝起き」解決ガイド)》(2018), 고단샤의 실용BOOK(기출).

7장 '수면장애'에 관해 알아둬야 할 것

- 《수면의학을 공부하기 위해─전문의가 이야기하는 실천 수면의학(睡眠医学を学ぶために: 専門医の伝える実践睡眠医学)》다치바나 나오코 편집(2006), 나가이서점.

- 《일상 진단에서 아동의 수면장애(日常診療における子どもの睡眠障害)》, 다니이케 마사코(谷池雅子)(편집)(2015), 진단과 치료사.

- 일본수면학회,《수면장애 진료 가이드(睡眠障害診療ガイド)》(2011), 분코도(기출).

- 가와이 마코토(河合真),《극단론으로 이야기하는 수면의학(極論で語る睡眠医学)》(극단론으로 이야기하는 시리즈)(2016), 마루젠출판.

- ICSD-3, ed. *International Classification of Sleep Disorders, 3rd ed.*, ed. A.A.o.S.

- Medicine. 2014, American Sleep Disorders Association: Rochester, MN.

- 니시노 세이지, 사카이 노리아키, "수면장애를 통해서 살펴보는 수면·각성 기구", 〈의학의 발걸음〉(2017), 263(9): pp. 791~802.

- Kryger, M., *Charles Dickens: impact on medicine and society.* J Clin Sleep Med, 2012. 8(3): pp. 333~338.

- 혼도 마리(本堂茉莉), 간다 다케시(上田壮志), "렘수면 행동 장애(RBD)의 메커니즘", 〈의학의 발걸음〉(2017) 263(9): pp. 811~818.

- 다치바나 나오코, "RLS/PLMS와 PLMD", 《수면의학을 공부하기 위해—전문의가 이야기하는 실천 수면의학(睡眠医学を学ぶために: 専門医の伝える実践睡眠医学)》, 다치바나 나오코 편집(2006), 나가이서점 pp. 264~273.

- Nishino, S. and Mignot, E. *Pharmacological aspects of human and canine narcolepsy.* Prog Neurobiol, 1997. 52(1): pp. 27~78.

- Nishino, S. and Mignot, E. *Narcolepsy and cataplexy.* Handb Clin Neurol, 2011. 99: pp. 783~814.

- Lin, L., et al., *The sleep disorder canine narcolepsy is caused by a mutation in the hypocretin(orexin) receptor 2 gene.* Cell, 1999. 98(3): pp. 365~376.

- Sakurai, T., *Roles of orexin/hypocretin in regulation of sleep/wakefulness and energy homeostasis.* Sleep Med Rev, 2005. 9(4): pp. 231~241.

- Sakurai, T., et al., *Orexins and orexin receptors: a family of hypothalamic neuropeptides and G protein-coupled receptors that regulate feeding behavior.* Cell, 1998. 92(4): pp. 573~585.

- De Lecea, L., et al., The hypocretins: *hypothalamus-specific peptides with neuroexcitatory activity.* Proc Natl Acad Sci USA, 1998. 95(1): pp. 322~327.

- Chemelli, R.M., et al., *Narcolepsy in orexin knockout mice: molecular genetics of sleep regulation.* Cell, 1999. 98(4): pp. 437~451.

- Nishino, S., et al., *Hypocretin(orexin) deficiency in human narcolepsy.* Lancet, 2000. 355(9197): pp. 39~40.

- Peyron, C., et al., *A mutation in a case of early onset narcolepsy and a generalized absence of hypocretin peptides in human narcoleptic brains.* Nat Med, 2000. 6(9): pp. 991~997.

- "일본 수면 학회가 인증한 일본 수면 학회 전문의, 일본 수면 학회 치과 전문의, 일본 수면 학회 인증 검사 기사, 일본 수면 학회 전문 의료 기관 및 일본 수면 학회 등록 의료 기관 일람〈참조〉http://jssr.jp/data/list.html

8장 '수면제'를 현명하게 이용하는 방법

- 니시노 세이지, "수면 관련 질환의 진료를 위해 필요한 수면 생리·약리 기초 지식",《수면의학을 공부하기 위해—전문의가 이야기하는 실천 수면의학(睡眠医学を学ぶために：専門医の伝える実践睡眠医学)》, 다치바나 나오코(立花直子) 편집(2006), 나가이서점 pp. 23~47.

- 고야마 요시마사(小山純正), "수면·각성의 제어 기구—잠이 드는 원리, 깨어나는 원리",〈의학의 발걸음〉(2017), 263(9): pp. 703~710.

- 니시노 세이지, '소아 수면 관련 질환 진료를 위해 필요한 수면의 신경 생리·신경 해부의 기초 지식',《일상 진료에서 아동의 수면장애(日常診療における子どもの睡眠障害)》, 다니이케 마사코(谷池雅子) 편집(2015), 진단과 치료사, pp. 144~160.

- 후생 노동 과학 연구반, 일본수면학회워킹그룹, "수면제의 적정한 사용과 휴약을 위한 진료 가이드라인",〈참조〉http://www.jssr.jp/data/pdf/suiminyaku-guideline.pdf

- Nishino, S., et al., *Sedative-hypnotics, in Textbook of Psychopharmacology,*

5th Edition, A.F. Schatzberg and C.B. Nemeroff, Editors. 2017, American Psychiatric Press: Arlington, VA. pp. 1051~1082.

• 데라오 아키라(寺尾晶), 미야모토 마사오미(宮本政臣), "불면증 치료약 개발의 최전선", 〈일본약리학회지(Folia Pharmacol. Jpn.)〉(2007), 129: pp. 35~41.

• Perlis, M.L., et al., *Placebo effects in primary insomnia.* Sleep Med Rev, 2005. 9(5): pp. 381~389.

• Gyllenhaal, C., et al., *Efficacy and safety of herbal stimulants and sedatives in sleep disorders.* leep Med Rev, 2000. 4(3): pp. 229~251.

• Kawai, N., et al., *The sleep-promoting and hypothermic effects of glycine are mediated by NMDA receptors in the suprachiasmatic nucleus.* Neuropsychopharmacology, 2015. 40(6): pp. 1405~1416.

• Monoi, N., et al., *Japanese sake yeast supplementation improves the quality of sleep: a double-blind randomised controlled clinical trial.* J Sleep Res, 2016. 25(1): pp. 116~123.

• Sagawa, Y., et al., *Alcohol has a dose-related effect on parasympathetic nerve activity during sleep.* Alcohol Clin Exp Res, 2011. 35(11): pp. 2093~2100.

• Troxel, W.M., Germain, A. and Buysse, D.J. *Clinical management of insomnia with brief behavioral treatment (BBTI).* Behav Sleep Med, 2012. 10(4): pp. 266~279.

후기

• 니시노 세이지, "정신 의학 · 수면의학 영역에서 바라본 자기 면역성 뇌염", 〈정신신경학잡지〉(2019), 인쇄 중.